#「隔離」を生きて●もくじ

＊本書中のハンセン病・愛楽園関連の解説（本もくじではゴシック表記）は鈴木陽子が執筆

「隔離」を生きて

ハンセン病回復者の
愛楽園ガイド

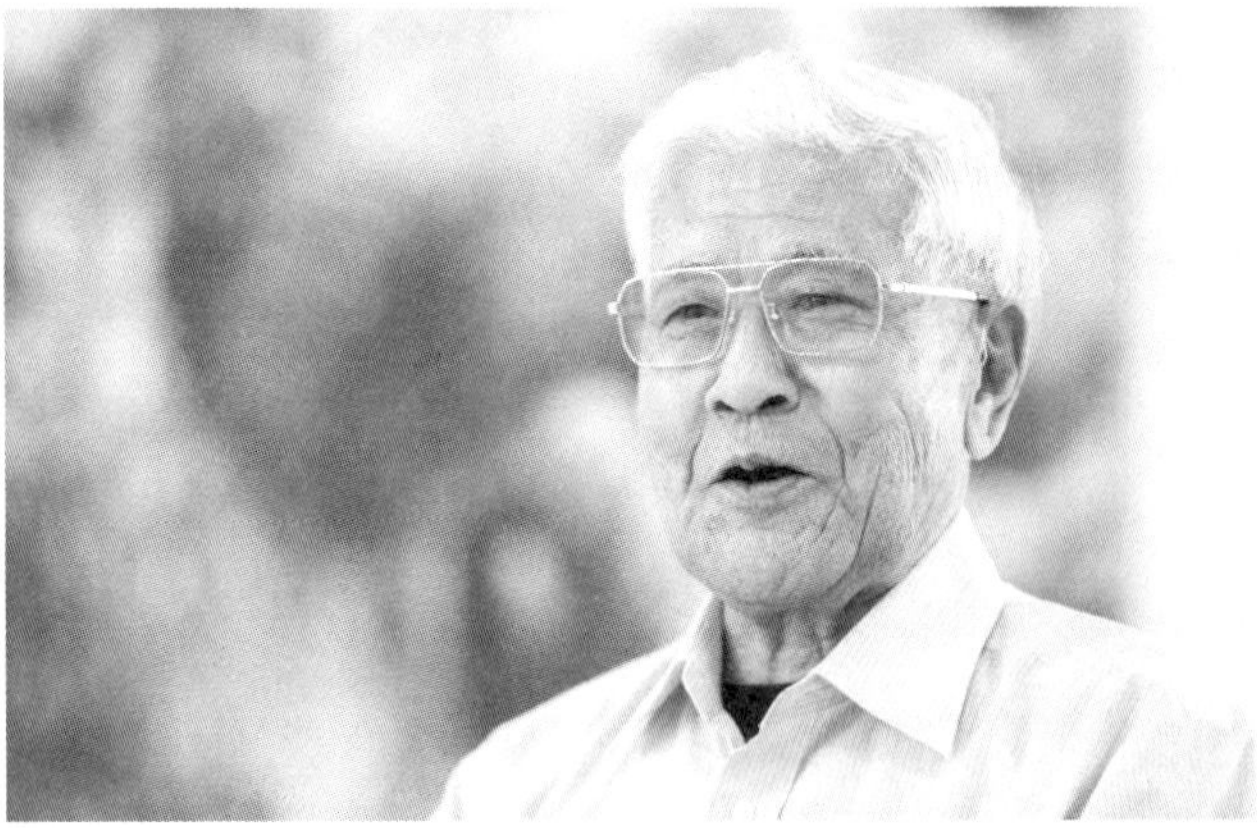

著者近影（2018 年）

「らい予防法」に対しての
腹の底からこみあげてくる
怒りというものがあります

「らい予防法」によって
私たちハンセン病療養所に隔離されたものが
どういう思いで、どういう状況で生きてきたかということを
まずは話したいんです

平良 仁雄

1　子ども時代

家族との別れ

１９４８年12月24日、まだ日が昇らない冬の朝、私は姉妹たちと一緒に四方から足を入れて寝ていた大きな布団から引きずり出された。父はものも言わず、私を馬の背に乗せた。寝ぼけ眼《まなこ》の私は手ぬぐいで頬被《ほおかむ》りをされ、クバ傘をかぶせられた。

父は寡黙で口数が少なかったが、馬を家族同様にかわいがり、ウングェといわれる馬の顎《あご》から口にかけられたひもを赤い紐で飾り、毎夕、毛並みを整えていた。そして毎晩、寝る前には必ず馬を見に行き、草を食べさせてから眠りについた。父は草刈に行くときには馬の手綱《たづな》を引いて出かけたが、帰りには刈り取った草を自分がかつぎ、背に何も乗せない馬の手綱を引いて帰ってきた。その馬の背に私を乗せ、父は人目を避けて、隣村の表通りから山道に入り現在の花咲港《はなさきこう》へと向かった。

花咲港は標識を出していないが、久米島に米軍の基地があった時に軍が使用した港で、年配の人々に聞けば、「花咲港、ああ、軍港だった」と話す港である。花咲港は那覇と久米島を往復するフェリーが到着する兼城港《かねぐすくこう》に隣接し、現在は整備されて久米島製糖や琉石が使用している。久米島には戦前から、久米島と沖縄本島の那覇をつなぐ兼城港があったが、戦後しばらくは、那覇港が米軍に接収されて民間の船の利用ができなかった。その間は、本島に行くのには兼城の隣字の儀間《ぎま》の港から糸満に向かう船が出ていた。

しかし、父は地元の人が使うことのなかった花咲港に向かった。米軍が軍港として使い出した花咲港は崖が海に切り立つだけで港といえるものではなく、その岩の窪みにはサバニが置かれていた。沖には米軍の上陸用舟艇が浮かんで見えた。私は崖の上で父と離され、崖を下ろされてサバニに乗せられた。崖の上から私を見る父のやるせない顔を背に、サバニは沖で待つ上陸用舟艇に向かった。これが、私の記憶に残るハンセン病患者の久米島収容である。父は遠い神戸で働いていた私の兄である長男を亡くし、弟も病気で亡くしていた。父は自分に残された、たった一人の男の子の私も手放すことになった。

この収容で久米島のハンセン病患者27人が愛楽園に送られた。私はこの時9歳で、収容された27人のうちのたった一人の子どもだった。私はこの後、ハンセン病の療養所である愛楽園で暮らすことになったが、最近まで、私がハンセン病にかかっていたことについても、また、私が愛楽園に連れて行かれた時のことについても、家族の中で話題になることはなかった。私は回復して17歳で島に帰り、その後、再び島を離れた後も、毎年、グソー（あの世）の正月といわれる旧暦の1月16日には久米島に戻っているが、私が収容された時のことについて、家族から話されたことは何もなかった。だから、姉たちが「たった一人の男の子が連れて行かれて残念でたまらず泣いた」ことすら、これまで私は知らずにきた。また、父が愛楽園にいる私に面会に来た時に、近所の人達から愛楽園にいる身内へと油味噌を託されていたことも、すぐ上の姉に大きな荷物を持たせて連れて来ていたことも、何も知らなかった。ただ、自分は島の人々に島を追い出されたのだという思いが心の奥底にくすぶっていた。

―ハンセン病について―

ハンセン病は医学的には慢性の細菌感染症である。初期の症状は末梢神経と皮膚に現れ、手足の感覚が部分的に無くなり、背中や顔に赤い斑点《はんてん》が現れる。自然に治ることもあるが、年月をかけて症状が進むと重い後遺症をもたらす。ノルウェーのハンセンが１８７３年に菌を発見したが、ハンセン病の菌の毒力は弱く、感染しても発症しない人も多い。発症するかどうかはその人の免疫や栄養の状態、社会の衛生状態など、様々な要因が関わっているといわれている。現在の日本ではハンセン病の感染はないが、世界的には毎年20万人が発症しているとＷＨＯは報告している。

ハンセン病は、薬が開発されるまでは不治の病とされ、長い間遺伝病であると誤解された。患者は『らい（癩）者』（英語では leper）、沖縄では『クンチャー』

と呼ばれ差別され、患者と家族を苦しめた。菌が発見され、感染症であると分かると日本でも１９０７年から隔離政策が始まり、１９３１年には全ての全ての患者を終生隔離する癩予防法が制定された。そのため全国で競い合うように「無らい」運動を進め、差別が強まった。隔離政策は１９９６年まで90年間続いた。

ハンセン病の治療は、薬が開発されるまでは亜熱帯地方の樹木の実の油で作った大風子油《たいふうしゆ》が薬として使われていたが、ほとんど効き目はなかったといわれている。１９４３年、アメリカでプロミンという注射薬の効果が報告され、１９４９年から使用された。また、錠剤も開発され、治療が容易になったが、沖縄でも日本や沖縄では療養所など限られた場所でしか、この薬は手に入らなかった。

（沖縄愛楽園交流会館常設展示説明より）

―愛楽園について―

沖縄愛楽園は、１９３７年、ハンセン病患者だった青木恵哉をリーダーとする患者たちの手によって建てられた療養所、沖縄ＭＴＬ相談所を前身にしている。この沖縄ＭＴＬ相談所は翌１９３８年、国に移管され、全国にある国立療養所と同じように患者を隔離収容するための療養所、国頭愛楽園となった。開園当時から患者収容は行われ、ハンセン病患者が多いとされた離島からの強制収容は開園当時と戦後まもなくの2回行われた。著者が収容されたのは、この一つで、戦後の久米島収容である。また、開園当時から、職員不足、食料・物資不足を補うために入所者たちは皆、患者作業を義務付けられた。

沖縄戦が始まる前には日本軍による軍収容が行われ、愛楽園は定員４５０名の倍以上の９１３名の患者が入所することになった。食べ物がない中で患者に強制された防空壕掘りは、感覚のない手足を傷つけた。１９４４年10月10日の大空襲

（十・十空襲）から本格化した沖縄戦では、愛楽園も激しい空襲や艦砲射撃を受けた。十・十空襲の時に米軍が持っていた地図には愛楽園はＢＡＲＲＡＣＫＳ（兵舎）と書かれていて、整然と並ぶ愛楽園の建物が兵舎と間違えられたともいわれている。

１９４５年４月21日、米軍が愛楽園に上陸し爆撃は収まるが、その時までに、愛楽園は建物の９割以上を失った。医療品も食料も何もかもを失い、入所者は食料不足で不衛生な壕生活を続けなければならなかった。戦後の復興も入所者自身の手で行われた。そのため、爆撃で亡くなった入所者は１名だけだったが、沖縄戦が始まってから１年のうちに入所者の３人に１人が亡くなった。現在、糸満市にある平和の礎には３１７名の愛楽園入所者の名前が刻まれている。

久米島での子ども時代

1939年1月14日、私は沖縄の離島久米島で生まれた。久米島は満潮でも沈まない砂浜の「はての浜」やダイビングを観光の目玉にし、一面のサトウキビが風に揺れる美しい島である。今でこそ久米島は、那覇から飛行機で25分もあれば到着し、「車で30分も回れば一周できてしまう」といわれる小さな島だが、琉球処分直後の巡視報告書には石垣、宮古とともに「先島3島」と書かれた大きな離島である。久米島は琉球王国に支配される前に築かれた城跡や海中から中国や東南アジアの陶器が発掘され、沖縄本島のほか、中国・東南アジアの地域と古くから交易が行われて栄えていたことが分かっている。また、久米島は米作りや紬《つむぎ》が盛んで自給自足ができた島といわれている。特に私が生まれた集落は「堂《どう》ガー」といわれる大きな井戸があり、島の中でも豊かな湧き水が出て、古くから良質の米を産出した。米は琉球王府へ納められ、女の人が織る紬も王府に納められた。私の母も姉も小さい時から糸を染めて紬を織った。集落の人々は生まれ育った集落の中で結婚し、一生を集落の中で過ごし、集落の人々と何かしら親族の繋がりを持っていた。私の父と母も生まれ育った集落で結婚し、この地で亡くなった。そして姉たちも生まれ育った集落で現在も暮している。

沖縄戦の時、私は5歳だった。日本軍が駐屯していた久米島も米軍の爆撃を受け、空襲警報のたびに私は姉の背に負われて防空壕に避難した。私にはこの防空壕で、まもなくジフテリアで亡くなる弟と遊んだ記憶がある。この時は、私はまだ、病気を発症してはいなかった。私は、いつから自分の体にハンセン病の症状である赤い斑紋や白い斑紋が出始めたのか、分からない。そして、みんなが持っていると思う学校で過ごした記憶がない。姉たちも私は「ずっとヤー（家）に籠っていて学校に行っていないはずよ」という。しかし、私には学校帰りの校門で、近所の子どもが隣集落の子どもと大喧嘩している光景を思い起こすことができる。これが、たった一つ、私の学校に関わる記憶である。おそらく、私は学校に通った時期があったのだろう。

小学校に上がる前か後か定かではないが、いつしか、私のおでこや頬《ほお》、背中やお尻には、赤や白の盛り上がったり平たい斑紋が現れた。なにより、おでこを柱に少しでも当てると、飛び上るほど痛かった。集落にはハンセン病の患者が何人かいて、医者に見てもらうまでもなく、その症状から私がハンセン病を発症したことは明らかだった。私は隣近所の子どもたちと遊ばず、一人、表座敷で遊んだ。だれに言われたというわけではないけれど、私は外に人の気配を感じるとすっと裏座に隠れた。裏座は沖縄の民家の北側にある部屋で、産室に使ったり道具を入れる部屋にしている普段使うことのない部屋である。私は客人が来ると、帰るまで裏座に籠るようになった。狭い集落のこと、人々は表立って何を言うわけではないけれど、どこのだれが病気か皆わかっていた。

家に籠っていた私の、父との記憶は鮮明である。私が幼いころに兄が亡くなったため、私は姉と妹たち女の子の中の、ただ一人の男の子となっていた。跡継ぎの私は、母やほかの姉妹たちが土間で豚の餌にもする芋を食べ、みそ汁をすすって食事をしているときに、父と座敷で高膳を並べた。父と私は毎夕食、白米を食べ、父は自分の椀に入っている肉やおいしそうなものを「食べれー」と私の椀に移して食べさせた。

毎朝、私は裸にされて、田畑に出かける前にお茶を飲む父の前に立たされた。父は両手を伸ばして私の体中を撫でさすり、赤や白の斑紋の盛り上がり具合や大きさの確認をした。父は私の病気を治そうと、島の反対側に住むヤブーのところに私を連れて通った。ヤブーは民間療法を営む人で、彼は私の斑紋を「悪い血の病気」だといい、ブーブーや灸を私に施した。ブーブーは悪い血を出すということで、ヤブーは竹筒にいれた泡盛に火をつけ、この筒を私の肩や斑紋にかぶせ、盛り上がった皮膚に剃刀《かみそり》をあてて血を出した。母もブーブーのやり方を教えてもらったようで、家でも私は母からブーブーをされた。父は私を名の知れた親戚筋のユタ（呪術者）のところにも連れて行った。息子を治したい一心の父に、ユタは当時、高価なものだったチリ紙を燃やすように言い、大事な稲わらを燃やしながら足の間を何度もくぐらせるようにと話した。それで私の病気が治るわけではなかったが、ユタは父にああしろ、こうしろと次々に命じた。父はユタに言われたとおりに、私の頭の上に生卵をかけ、沖縄では魔除けである豚のふんを薄めた水を私の頭にかけた。一人息子を治そうと、なりふり構わずユタに従う父に、「このままユタのいうことを聞いていたら、財産を無くすぞ」と忠告する人もいたが、父はユタのところに行くのをやめようとはしなかった。

収容前の検診

八重山と久米島はハンセン病の発症者が多い地域として、愛楽園開園当時、患者の検診と強制収容が行われ、人々は検診が収容に直結していることを知っていた。久米島でも役場や学校からいち早く検診の情報を得た家の患者は、愛楽園から検診が来る前に船を頼んで「自分から」入所した。当時、久米島にはポンポン船といわれるエンジンを付けたサバニを持っている人がいて、愛楽園まで船に乗せて連れて行ってくれる人がいた。彼も子どもが療養所にいた。

しかし、近くに村役場や学校に勤める人がいない父には、息子の私が検診の対象になっていることを知らせてくれる人はいなかった。何より、身近にハンセン病患者を見聞きする集落では、緊急の対策が必要な病気は、命を落とすことにつながる急性の感染症だった。私の集落は腸チフスが発生して10名ほどが亡くなり、集落への立ち入り禁止の対策が取られたこともあった。

検診に来たのは後に愛楽園園長になった親泊康順先生で、彼は私の集落の「容疑者検診」で学童一人をハンセン病と診断したと報告書に記したという。この学童は私である。しかし、私には検診を受けた記憶はない。表立ってハンセン病について語ることのない集落では、身内の中であっても、検診のことや私が愛楽園に連れて行かれたことは語られなかった。私のハンセン病の記憶は、私の斑紋を両手でなぞった父親の手の感触と、柱におでこを少しでも当てると飛び上るほど痛かった神経過敏の記憶である。

―久米島収容のための検診―

沖縄戦の後も、沖縄は米軍統治となって劣悪な環境に置かれ続け、戦争癩といわれる若い世代のハンセン病発症が増加した。本島では米軍占領直後から患者収容が行われたが、離島の患者は放置された。その状況に、1948年6月から7月にかけて、愛楽園の医師たちが八重山でハンセン病の検診をした。検診を行った親泊康順が1952年、「愛楽誌」に記した「久米島癩検診紀行」によると、八重山検診の後、久米島の仲里・具志川両村の衛生課は協力して「島のハンセン病患者が増加している」と愛楽園に検診の依頼をした。そして特に患者の多い集落が問題だと、著者の生まれた集落を名指した。久米島に愛楽園から検診に来たのは、後に園長になる医官親泊と書記1名、看護師2名、歯科医の上原である。検診者一行は11月26日に島に到着すると、まず、警察署に検診の協力を依頼した。その後、両村役場で打ち合わせをし、ハンセン病と疑われる「容疑者（久米島癩検診紀行」より）」と愛楽園に入所している人の家族の検診に協力するように要請した。

親泊たちは最初の4日間で、他の集落の検診を終わらせ、12月1日、いよいよ目的地だと、村の衛生課長に連れられて著者の集落に来た。親泊たちが持っていた検診対象者の情報は、愛楽園入所者の家族の居場所だけだった。人々は、自分の集落のどこにハンセン病患者がいるか、皆分かっていたが、ハンセン病患者について表立って話すことはなく、隣集落のことはよく分からなかった。患者の情報を求める検診者たちに、集落の人々は黙っていた。村の助役や警察は集落の責任者である区長に患者情報を出すように要求した。

学校には校区内外の集落から通勤する教員がいた。教員のなかには病気の子どもと他の子どもたちが遊ばないようにしむけ、病気の子どもの椅子にはだれも触らせないようにする人もいた。学校には異なる集落の子どもたちがいる。他の集落の情報も伝わった。区長は学校職員に「役目だから」と、どこに患者がいるかを伝えるように命じた。この情報に基づいて検診が行われ、著者の集落では11名がハンセン病と診断された。さらに、夜には集落の120戸すべての家の代表者が集められて講話会が開かれた。ここで、親泊はこの集落にハンセン病が蔓延していると警告した。

愛楽園に向かう

沖縄の冬の海は荒れた。私達を乗せた船底が平らな米軍の上陸用舟艇は上へ下へと大きく浮き沈みした。大人に交じった、たった一人の子どもの私を、看護婦の知念芳子はしっかりと抱き寄せ、夜通し歌い続けてくれた。この歌が讃美歌だったことを、私は愛楽園に着いてから知った。翌日、私たち27人を乗せた船は他の収容者と同じように、愛楽園の北の浜に上陸した。沖に泊まった上陸用舟艇からサバニで浜に上がる一行を入所者たちが出迎えた。出迎えの中には同年代の子どもたちが大勢いた。家に籠って一人で遊んでいた私は、遊び友達が大勢いることが嬉しかった。

私はこの子どもたちと少年少女舎で暮らすことになった。少年少女舎は屋根と壁が一体になった板かまぼこの形をしていて、「カマボコヤー」と言われる米軍兵舎のコンセットだった。少年少女舎は愛楽園では「白百合寮《しらゆり》」と呼ばれていて、入口の上には「しらゆり」と表札がだされていた。白百合寮の中は、片側の壁に米軍の野戦ベッドが並べられ、マットレスをはがしたベッドにベニヤ板を打ち付けて、物を置くための棚にしていた。夜寝るときには、私たちは床に米軍の野戦用毛布を重ねて縫い合わせて作った布団を並べて横になった。「白百合寮」には小学校、中学校の子どもたち80名ほどが暮し、中央で仕切られ西側が少年寮、東側が少女寮となっていた。食事の時には仕切られているカーテンを開けはなって、男の子も女の子も一緒に食事をした。

私が子どものころの愛楽園は高いコンクリート塀で患者地帯と職員地帯に分けら

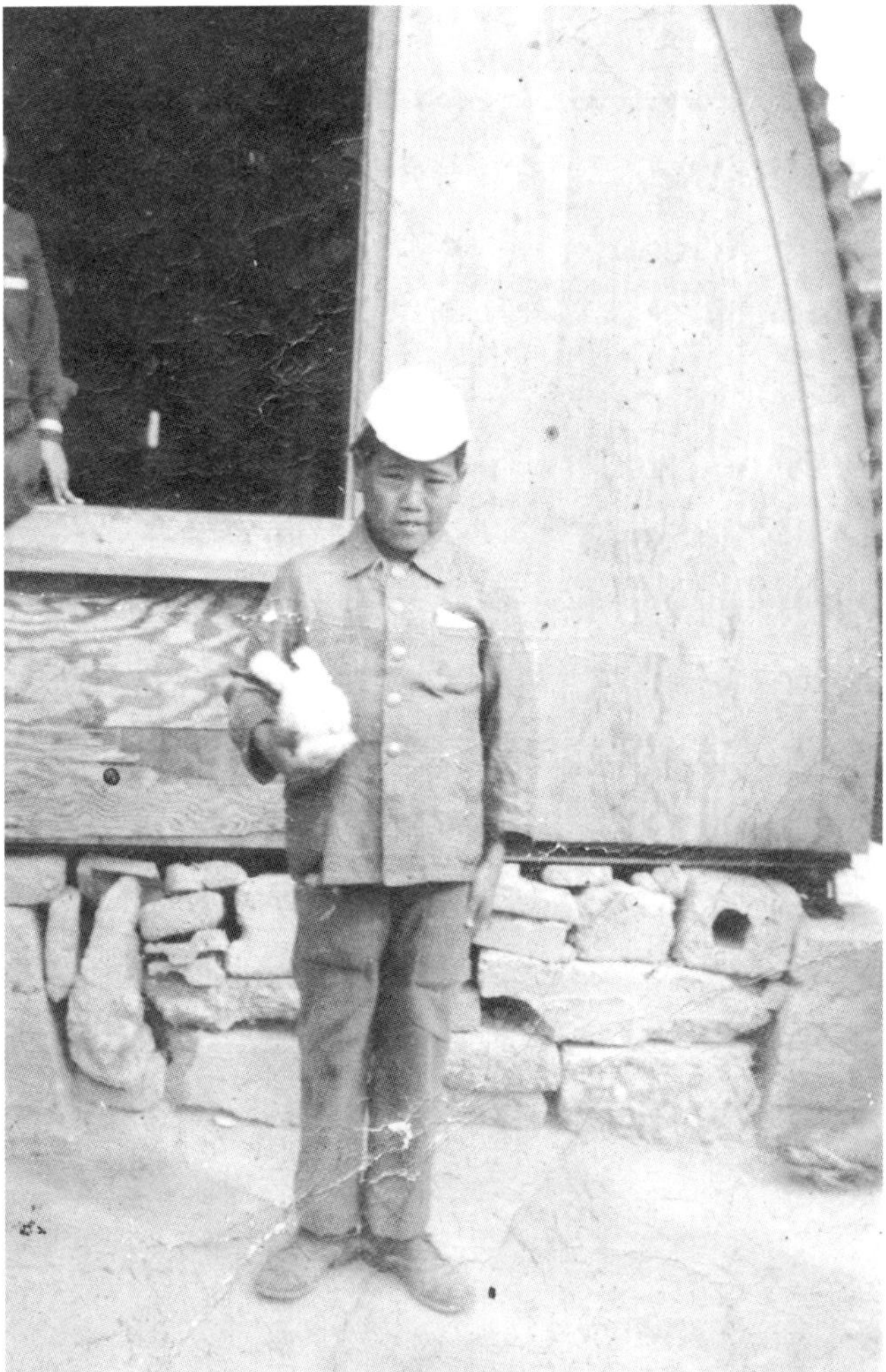

白百合寮の前で（10 歳頃）

れ、９００名以上の入所者が夫婦舎、独身寮、青年寮、乙女寮、少年少女舎、不自由者棟、病棟等の居住区域に分けられて生活をしていた。少年少女舎は不自由者棟や病棟がある花園区にあり、同じ花園区に暮らす青年寮・乙女寮の元気な若い人たちが食事などの用意をしてくれた。青年寮・乙女寮の人たちは不自由な人や病棟に入院している人の日常の介護をし、その他にも愛楽園の建物を建てたり、畑仕事、病棟での仕事など、愛楽園の仕事を何でもしていた（30、31頁に園内図）。青年寮の人たちは子どもたちをサバニに乗せて羽地内海など島の外にも連れ出してくれた。また、子どもたちの毎日の世話はお父さんお母さんと呼ばれる寮父母がした。寮父母も入所している患者だった。

私は友達と学校に通うようになり、愛楽学園の3年生になった。愛楽学園はハンセン病を発症し親元を離れて愛楽園に入所してきた子どもたちのために作られた学校で、戦後の愛楽学園は入所者の自治会が運営し、入所者の中で元教師だった人や高い教育を受けた人が子どもたちを教えていた。入所した子どもたちは、愛楽学園を卒業したら、青年寮や乙女寮に移り、不自由者や病棟の付添や炊事、畑仕事や工務部の仕事をし、園内で結婚して夫婦舎に移り、生涯を愛楽園で暮すようになると考えていた。私は「癩予防法」という法律があることも、法律によって自分たちが愛楽園に隔離されていることも知らなかったが、子どもたちは、もう、自分は家には帰れないんだと思っていた。愛楽園で暮らすなかで、子どもたちはハンセン病を病んだ自分が家族の迷惑になり、兄弟姉妹の結婚に支障がでると見聞きし、自然に「家族の迷惑にならないように」と思うようになった。私もハンセン病になった自分が家族に迷惑をかけていると思うようになっていった。私は入所してしばらくして上の姉が結婚したと知った。私は姉の結婚相手に「癩病の弟がいる姉と結婚してくれて感謝しています」と感謝の手紙を書いた。

1951年頃の沖縄愛楽園内図

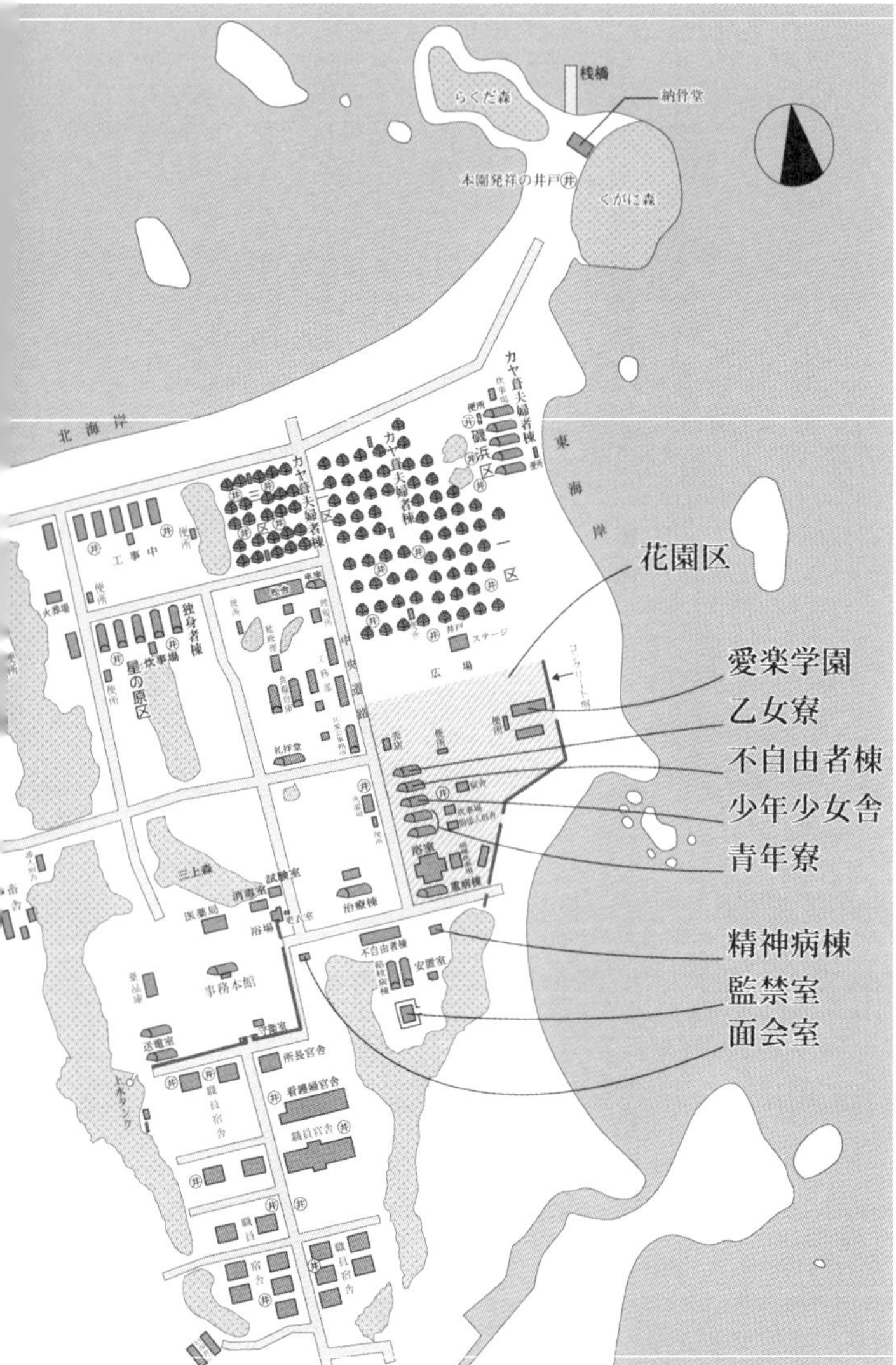

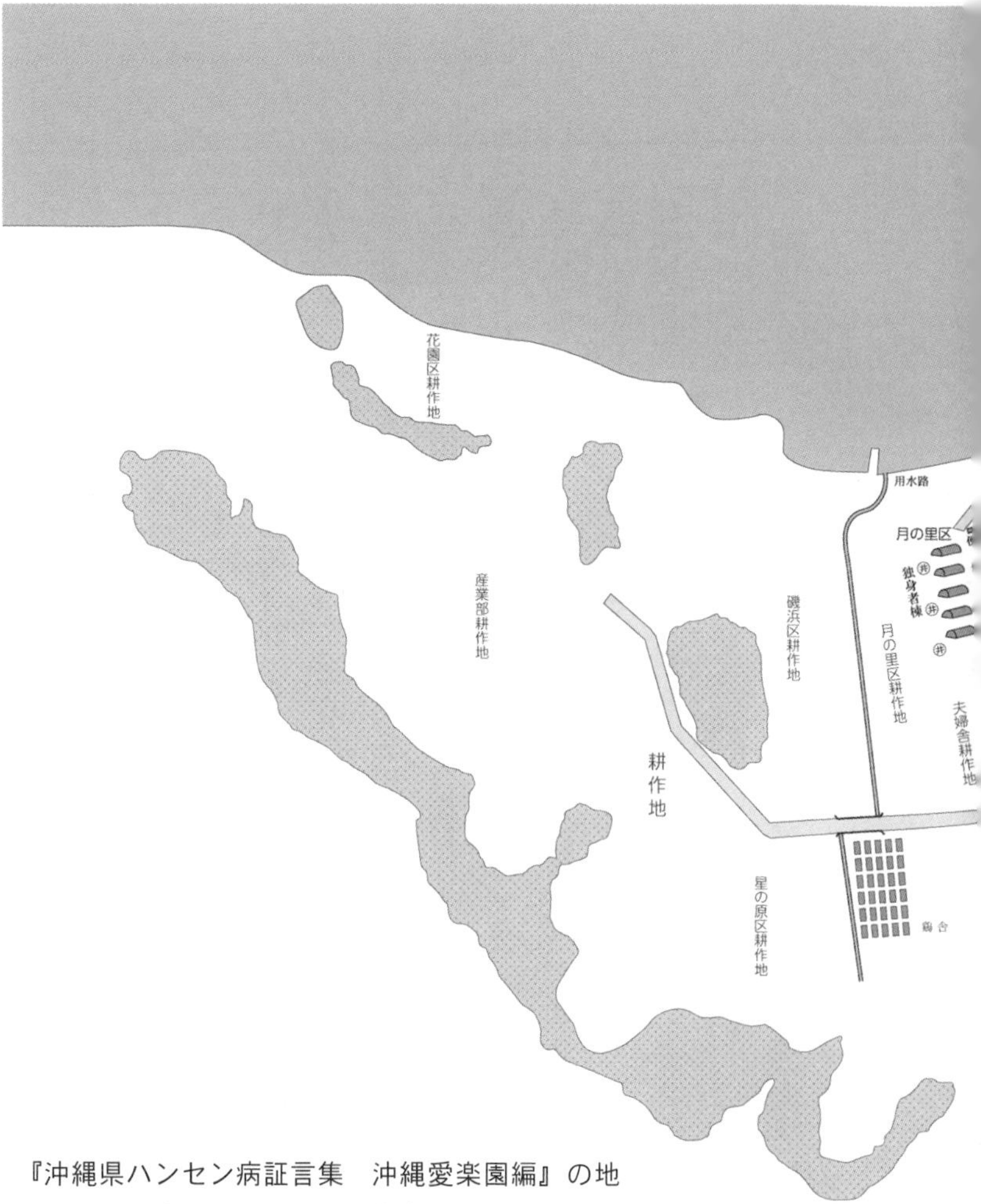

『沖縄県ハンセン病証言集　沖縄愛楽園編』の地図を基に、新たな証言を得て作成

―沖縄のハンセン病患者と予防法―

沖縄の習慣では、ハンセン病の症状が目立つようになると、集落のはずれや海沿いのアダンの茂みに外から分からないような背の低い小屋を作り、家を離れて住んだり、ヤーグマイ（家にこもって外に出なくなること）をすることが多かった。家を離れた患者が食料を得るには物乞いをするしかなく、患者の多くが食べ物を求めて、自分の顔を知らない遠くの集落の家々を訪ね歩いた。沖縄では「恨み癩」という、ハンセン病患者の恨みを買うと自分や身内がハンセン病を発症するという言い伝えもあった。人々はハンセン病患者ではない物乞いには「クヌムヌクーヤー（この乞食が）」と追い払い、邪険にしたが、物乞いに来たハンセン病患者には、芋が欲しいといえば芋を、着る物が欲しいといえば着る物を渡すことが少なくなかった。

本土でも、ハンセン病患者は家を離れることが多く、寺社仏閣で物乞いをする人もいた。日本が開国し、欧米の人が日本に入ってくるようになると、物乞いをするハンセン病患者を目にすることになった。そして、このころ日本に来たキリスト教の宣教師の中から、放浪し物乞いをするハンセン病患者のために療養所を作る人が現れた。愛楽園を作った患者たちのリーダーの青木恵哉に沖縄のハンセン病患者にキリスト教を伝道することを命じたハンナ・リデルもイギリスから来た聖公会の伝道師だった。ハンナ・リデルは熊本の本妙寺《ほんみょうじ》の参道で物乞いしているハンセン病患者の姿に驚き、ハンセン病療養所の「回春病院」を建てた。日露戦争後、イギリスから援助を得ることができなくなったハンナ・リデルは大隈《おおくま》重信《しげのぶ》に支援を要請し、日本の経済界に寄付を募った。

欧米では見られない、ハンセン病患者が町を物乞いして歩いている状況を国の恥と考えた日本は、ハンセン病患者を見えないようにする対策を考えた。１９０７年、「癩予防ニ関スル件」が出され、放浪しているハンセン病患者を療養所に収容することが定められた。１９１０年、沖縄県も九州の県と合同で負担金をだし、熊本に作られた恵楓園《けいふうえん》に放浪する患者を送ることになった。ハンセン病を天刑病だ、遺伝病だ、と信じてきた沖縄でも、ハンセン病はコレラと同じような恐ろしい伝染病だと大きく宣伝された。しかし、沖縄から熊本は遠く、恵楓園まで行くハンセン病患者はとても少なかった。入所する患者は少ないのに、負担金ばかり大きいため、１９２８年、沖縄は九州の連合から脱退して（内務省告示１７５号）単独で療養所を建てることになった。

１９３１年、ハンセン病治療の権威者である光田健輔が主導して、「癩予防法」が制定され、家で療養している患者も全て療養所に収容することが定められた。この法律は日本全域のハンセン病患者を全て療養所に収容して日本から消滅させることを目的とし、新たに療養所が作られた。入所者たちは園内での結婚は認められたが、結婚と引き換えに男性には断種が強いられ、妊娠した女性には堕胎が強いられることが多かった。また、誕生した子どもの命が絶たれたこともあった。軍事態勢が強化される中でハンセン病は兵力を弱化させる国辱病《こくじょくびょう》とされた。

沖縄でもハンセン病は恐ろしい伝染病であると大きく宣伝されたため、患者の排除が強まった。その中でハンセン病療養所の建設が計画されたが、建設予定地が明らかになるたびに地元集落の激しい反対にあって、計画は進まなかった。1932年、沖縄県はハンセン病療養所の予定地であることを内密にし、薬草園の建設だと偽って、沖縄島北部の本部《もとぶ》半島嵐山に療養所の建設を始めた。しかし、薬草園ではなくハンセン病療養所が建設されるということが発覚すると、近隣集落の人々は建設予定地が水源地であると激しく反対し、計画を中止させた。

1927年に沖縄に来てからハンセン病患者を訪ねて歩いていた青木恵哉は、名護の屋部《やぶ》集落を伝道の拠点にして、患者の隔離小屋で患者たちと一緒に住んでいた。その小屋には遠くから患者がやってきて、キリスト教の集まりが開かれた。1935年、この様子を新聞は、この地に療養所の建設が計画されていると書いた。記事を見てびっくりした集落の人々は青木恵哉など、よその集落の患者たちに出て行くように言い、患者たちがいた小屋を燃やした（屋部の焼き討ち事件）。患者たちは羽地内海の無人島であるジャルマ島に逃れたが、この島は真水が出なかった。翌年、青木恵哉が手に入れておいた土地にキリスト教団体である沖縄ＭＴＬから建物を寄付され、患者たちの手で療養所「沖縄ＭＴＬ相談所」を誕生させた。「沖縄MTL相談所」は翌年には国に移管され、「癩予防法」の隔離政策に基づく国頭《くにがみ》愛楽園になって、強制的な収容が行われることになった。愛楽園が沖縄愛楽園と名前を変えたのは米軍統治下、1952年に琉球政府が成立し、愛楽園が琉球政府立となってからである。

1945年3月26日のニミッツ布告1号によって、米軍の政策に反しない日本法は継続されることになり、「癩予防法」は米軍統治下の沖縄でも継続した。米軍は沖縄占領直後から、ハンセン病患者を壊滅状態の愛楽園へと送り込み、1946年、米軍もハンセン病患者は皆、愛楽園に収容すると指令をだした。愛楽園正門の右側にはOFF LIMIT（立ち入り禁止）の看板が立てられ、守衛室が建てられた。一方、治療薬プロミンが沖縄でも使用されるようになり回復する人が出てきた。沖縄戦後、ハンセン病を発症する患者が増え、ベッドが不足している愛楽園では、園外にいる未治療患者を入所させるためもあり、外見的な後遺症が目立たない回復者が退所した。この方式を入所者たちは「回転ベッド方式」と名付けていた。

日本では１９５３年に隔離政策を継続する「らい予防法」が制定されたが、米軍統治下の沖縄では１９３１年に制定された「癩予防法」がそのまま継続された。しかし、１９５０年代、国際会議ではハンセン病を特別な病気ではないとし、米軍でも１９５４年にはダウルが隔離政策は必要ではないと報告、58年には公衆衛生福祉部長のマーシャルが沖縄のハンセン病を外来治療にするべきだと宣言した。

このマーシャルの宣言によって新たな法律の制定が検討された。入所者たちも「宮古南静園沖縄愛楽園合同対策委員会」を結成し、隔離政策ではない「癒《なお》る病気」としての法案を作成した。しかし、立法院では隔離政策である日本の「らい予防法」に準じた法律であるべきことと、患者すべてを隔離するだけの財政がない状況に対応することについて議論された。

１９６１年、ハンセン病を予防するには「患者の隔離しかその方法はない」との見地から、「ハンセン氏病予防法」が制定された。「退所又は退院（第７条）」「在宅予防措置（第８条）」を条文化したこの法律は、隔離政策を原則とした。在宅治療といっても、治療できる場所は療養所と那覇に作られた一般皮膚病無料相談所（後のスキンクリニック）だけで、治療したければこれらの限られた場所へ人目を避けて通わねばならず、離島など遠隔地では、療養所に入所するしかない人が多かった。また、退所も「完治」「治癒」ということではなく「軽快退所」とされ、半年ごとに検診を受け、「軽快退所」の証明を更新しなければならなかった。

１９７２年、沖縄が日本に「復帰」した後には、沖縄にも日本の「らい予防法」が適用されるようになったが、「沖縄振興特別措置法」によってハンセン病の「在宅治療」と「軽快退園」は継続された。そのため、日本の退所者の半分以上が沖縄出身の人だといわれている。しかし、ハンセン病は特別な病気だとされ続け、回復して退所した人や在宅治療をした人の多くは、今でも、自分の病歴が知られないようにと、怯えながら暮らしている。

愛楽園の子ども時代

少年少女舎があった花園区の防潮堤の東側には白い砂浜が広がっていた。放課後、私たちは防潮堤の切れ目を抜けて砂浜に出て相撲を取り、食べ物を求めて海に入った。いつもお腹を減らしていた子どもたちは、サンゴのかけらでふたをしているタコの穴を見つけるのに熱中した。私たちはたばこの吸い殻を浸した水を穴に注ぎ込んでタコを巣穴から追い出したり、カニを餌におびき寄せてタコを捕まえた。遠浅の浜の向こうにはアジサシや鳩が営巣地にしている岩場があり、泳いで行って岩を這い登り、卵やひなを手に入れた。私は仲間の男の子たちと養豚用の芋も狙った。当時の愛楽園では畜産部の入所者たちが豚を育て、正月には入所者の居室ごとに肉を分配していた。豚に与えるためにふかした芋にはハエが真黒にたかっていたが、たかるハエを手で追いながら、私たちはくすねた芋を食べた。畜産部の人に何度追い払われても、私たちは芋を失敬した。

９００名以上の人が暮らす愛楽園はいつも賑やかで、青年寮・乙女寮の人達は若く、皆元気だった。昼間の患者作業が終わればバレーボールや野球をし、運動会やハーリーも開かれた。居住区ごとに競って演じる芝居は脚本も衣装も入所者が作って楽しんだ。中学生たちも青年寮のバレーボールや野球に駆り出された。特にバレーボールは盛んで、園を挙げて大会も開かれ、中学生も青年寮の人に交じって活躍した。その時の写真が愛楽園の自治会に残っている。また、青年寮の人たちは子どもたちをサバニに乗せて古宇利島や羽地内海に連れ出してくれた。１９５３年に屋我地大橋ができた時、屋我地島の人々は渡り初めをして盛大にお祝いをし、愛楽園からも園長が渡り初めの式に出席した。その次の夜だったと思うが、青年寮の人たちは、さおを渡して安定させた二艘のサバニに子どもたちを乗せ、エンジンつきのサバニで引っ張って橋のたもとまで連れ出してくれた。私たちは真っ暗な橋の上に上がって大はしゃぎをした。橋ができるまで、離れ小島だった愛楽園のある屋我地島に沖縄本島か

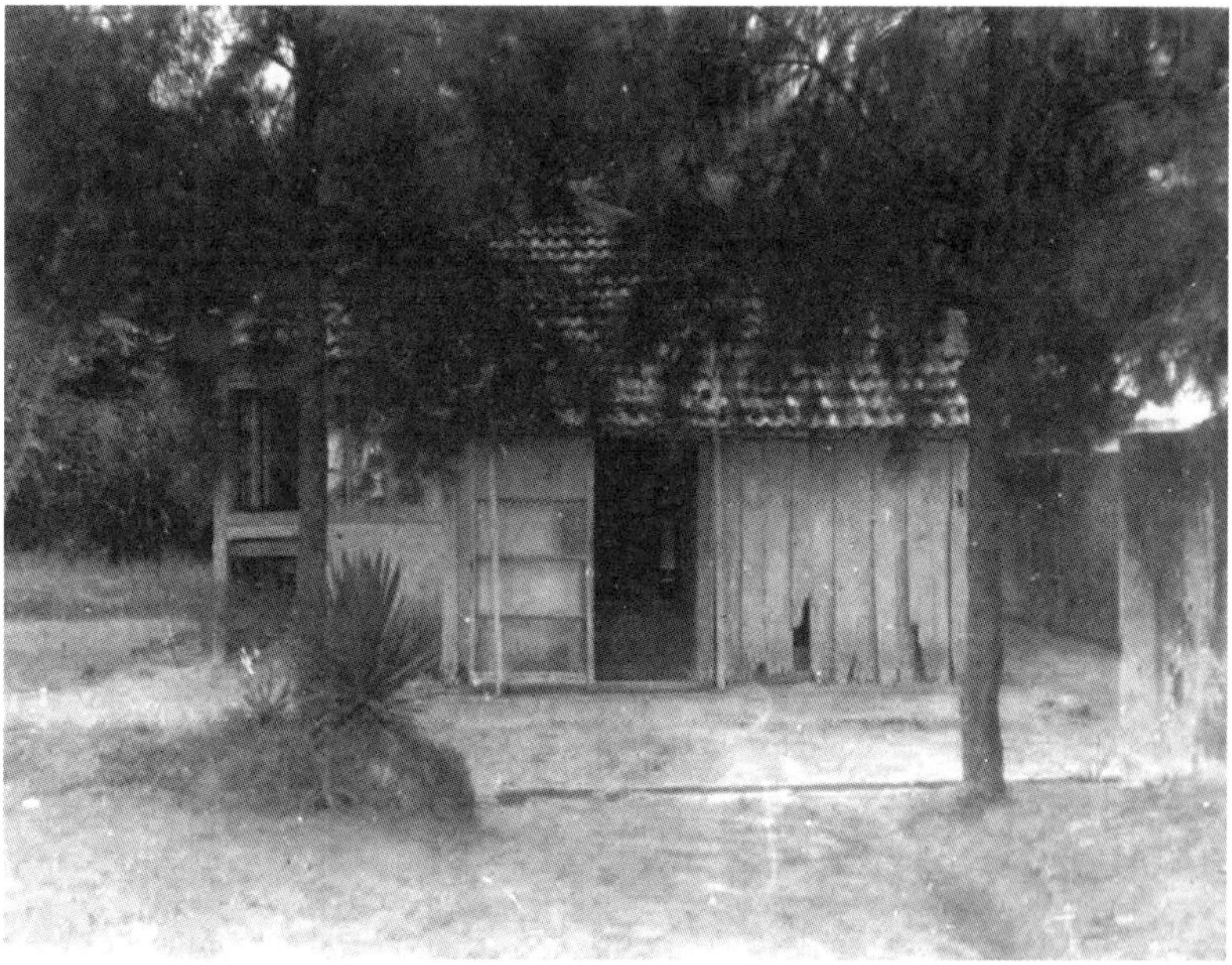

面会室。ここで父と面会した。右側に職員と入所者を隔てるコンクリートの壁が見える（1951 年当時。沖縄愛楽園自治会所蔵）。

ら来るのには、本部半島の付け根の真喜屋《まきや》から船に乗って、奥武島を超えて屋我地島に渡らなければならなかった。生まれ故郷を遠く離れ、離れ小島に隔離されている私たちが、二つの橋で沖縄本島がつながったことが子どもながらに嬉しかった。

私が収容されてから3年か4年過ぎたころ、父親が面会に来た。父は大荷物を天秤《てんびん》棒《ぼう》の前と後ろに縛り付け、肩にかついで久米島から来た。まだ、屋我地大橋ができる前で、久米島を出て那覇で一泊し、真喜屋までバスで北上したあとは、天秤棒をかついで未完成の橋の上を歩いて屋我地まで来た。面会だと呼ばれて、職員地帯と患者地帯を分けているコンクリート塀のすぐ横にある小さな面会室に走っていくと、面会室を真ん中で仕切る板壁に開けられた小さなすきまから、予防着の白衣を着せられて固く座っている父親が見えた。家にいた時、私と毎夕食、高膳を並べて一緒に食事をし、毎朝体中を手で触りながら斑紋の確認をしてくれた父親は身動きせず、後ろには職員が立っていた。家では私の体を頭のてっぺんから足の先まで触っていた父親なのに、私を抱き寄せることも、体を触ることもしなかった。私は父が遠く久米島から会いに来てくれたことを心の底から喜びながらも、自分が隔離されている身だということを実感した。父は愛楽園に面会に来る時、那覇で一泊し、その後は愛楽園技官の官舎に泊まらせてもらっていた。収容で久米島に来た技官に泊まらせてもらうように頼んでいたのだろう。父は同じ集落の入所者を見舞い、私へのこづかいを託した。

入所した時に私が受けた治療は大風子油《たいふうしゆ》の筋肉注射で、この亜熱帯地方のイイギリ科の樹の種子からとった油を温めて注射するのが、唯一の治療とされていた。効果があったものかどうか疑わしいが、それよりも、注射の後に一生懸命もみこんでも、油は固まったまま、化膿することが少なくなかった。化膿したところを切開すると固まった大風子油がプルンと出てきた。私が愛楽園に来た翌年、愛楽園でも特効薬プロミンの注射が始まった。子どもたちにもプロミンの治療が始まり、回復する子どもたちが出てきた。

１９５１年、入所者の強い要望で、公立の澄井小学校中学校が園内に誕生し、52年、琉球政府成立とともに琉球政府立澄井中等初等学校が開校した。学校に入学する前の子どもがいた時には付設で若竹幼稚園もあった。澄井小中学校の先生は、それまでの愛楽学園の時から先生をしていて、愛楽園に来るまでは小学校で先生をしていた教員の免許を持っている入所者と、校長ともう1名が政府から教師として任命された。そして幼稚園から中学校までの子どもたちを校長と2名の教員で教えることはできないので、愛楽学園の時から学校で教えていた4名の入所者が子どもたちを教えた。当時の愛楽園は文芸活動が盛んで、入所者の教師たちは小説や短歌・俳句を作って園外の雑誌に投稿し、園内でも機関誌を発行していた。作品を発表するとき、入所者はペンネームを使うことが多かった。入所者のなかには家族に迷惑をかけないようにと、入所後、本名ではなく園名を使う人もいたが、本名とも園名とも異なるペンネームを使って投稿する人が大半だった。先生たちは子どもたちにも学校で作文を書かせ、自治会の機関紙『愛楽』に子どもたちの作品欄を作って掲載した。私も木村一夫という好きだったプロレスラーの名前で作文を書き、『愛楽』に掲載されたことがある。

1953年、私は中学校に上がった。この頃には治療薬により、回復し退所する子どもも現れた。入所者が教師を務める澄井中学校では、入所者の自治会「共愛会」が中心となって子どもたちの退所後につながるプログラムを考えた。退所後に技術を生かせるようにと木工やミシン裁縫が予算化されて放課後に行われた。私も今でいったら部活のような感じで放課後に木工をし、小さな本棚を作ったりした。また、私は機械いじりが好きで、親子ラジオを設置する入所者の後をついて回って助手のように手伝ってもいた。当時、沖縄では親子ラジオの利用が広まっていて、愛楽園でも米軍が親子ラジオの受信機を提供し、受信機の設置や維持は入所者が行っていた。

中学校では、屋我地島が橋で本島と繋がった翌年の1954年、ほろ付きのトラックで南部まで修学旅行にも出かけた。行き帰りのトラックのほろの間から見える道路の両側は、どこまでも米軍基地が広がっていた。この頃、米軍は沖縄の基地の恒久化を進め、基地の拡大と強化が行われていた。この修学旅行がきっかけとなって、愛楽園では一般の入所者もレクリエーションで南部の糸満まで行くようになり、沖縄戦で亡くなった方の遺骨を納めた魂魄《こんぱく》の塔まで慰霊に行くようになった。

中学2年生の時、バレーボールコートができたのに自分たちにはボールがないと、ボールを手に入れるために話し合った。この時、自治会（今の生徒会）会長を務めていた私は、大人たちに倣《なら》って、沖映社長の宮城嗣吉《しきち》にボールが欲しいと手紙を書いた。沖映は今はもうなくなっているが那覇の国際通り近くにあった映画館で、愛楽園の自治会にフィルムを無料で提供してくれていた。映画の日はみんなが楽しみにしていて、入所者は上映の一時間も前に座布団を持って公会堂に来て場所取りをした。映画を見る機会が少ない園外の人達も愛楽園で上映される映画を見に来ていた。宮城嗣吉は自治会の機関紙『愛楽』の発行費用を負担したり、予算不足に苦しむ愛楽園入所者の自治会を支援していた。私の手紙を受けとった宮城嗣吉は、バレーボールを大人たちの自治会である「共愛会」の会長あてに届けた。私は共愛会会長に呼びつけられ、子どもが沖映社長におねだりをするとは何事だと、勝手なことをしたと叱責《しっせき》された。共愛会の会長は徳田祐弼という体の大きな人で、怒られて震え上がってしまったが、私は手に入れたバレーボールを持って仲間のところに意気揚々と引き上げた。勝手なことをしたと私をしかりつけた徳田さんは、この時のことを機関誌の『愛楽誌』2号に、自分たち大人が沖映の社長に頼ってお願いばかりしているのを子どもたちは見ていると反省を込めて書いている。

愛楽園では、私はいつも仲の良い3人組で遊び、東の浜のアダンの陰を拠点に悪《わる》さもした。私たちは墨汁と針を持ち出し、アダンの陰で、当時人気のあった煙草「スター」のマークと兄弟の文字を一つずつ腕に彫り合った。その穴に墨汁を染み込ませば刺青《いれずみ》のできあがりである。私は胸を高ぶらせて友人の腕に「弟」の文字を彫ったが、出来た文字には竹冠がついていて「第」になっていた。「クヌディキランヌゥ（このできの悪い者）が」とあきれられてしまった。意気込んで刺青を彫ったものの、できあがってみれば、お風呂や診察のとき、人に見られないようにシャツで隠すのが大変で、今度は消そうと塩酸と綿を持ちだした。綿に塩酸をしみこませて文字のところに当てるのだが、塩酸を当てた所には穴が開いてしまった。

プロミンで病気が回復するようになると、長期の休みに帰省を認められるようになり、家が愛楽園から近い本島出身の子どもたちは一時帰省をするようになった。中学1年の時、離島出身の私は、長期の休みに帰省する友人たちが浮かれて寮父と話しをしているのにいたたまれず、布団にもぐりこんだ。布団の中で友人たちの話を聞きながら、私は父親に「僕も家に帰りたい」と手紙を書いた。文字の書けない父は「お前がそんなに願うのなら迎えに行く。待っていなさい」と母に書かせ、迎えに来た。大喜びで帰省許可をもらって家に帰ると、私が帰省したと聞いて親戚が顔を見に来たり、近所の人が家に来て声をかけてきた。しかし、近所の人が私にかける親しげな声とはうらはらに、私に向ける視線は厳しく、いつまでも痛く脳裏《のうり》に突き刺さった。

少年少女舎では、回復して退所する子どもたちには送別会を開いて送り出した。私は退所をしていく友人を笑顔で見送りながら、羨ましくて羨ましくてたまらなかった。いつも3人組で悪さをする東の浜は、夕暮れになると若い男女の恋の語りの場になっていたが、私は一人、東の浜に茂るアダンの陰に座り、夕闇がせまる向こう岸の大宜味《おおぎみ》を走る車のライトが島陰に消えたり、また、現れたりするのを眺めた。「ライトが消えた。出てきた」と目は遠くを走る車のライトを追いながら「僕はいつになったら家に帰れるんだろう」と涙を流した。

私が澄井中学校を卒業するのは1956年3月である。1954年には澄井中学校

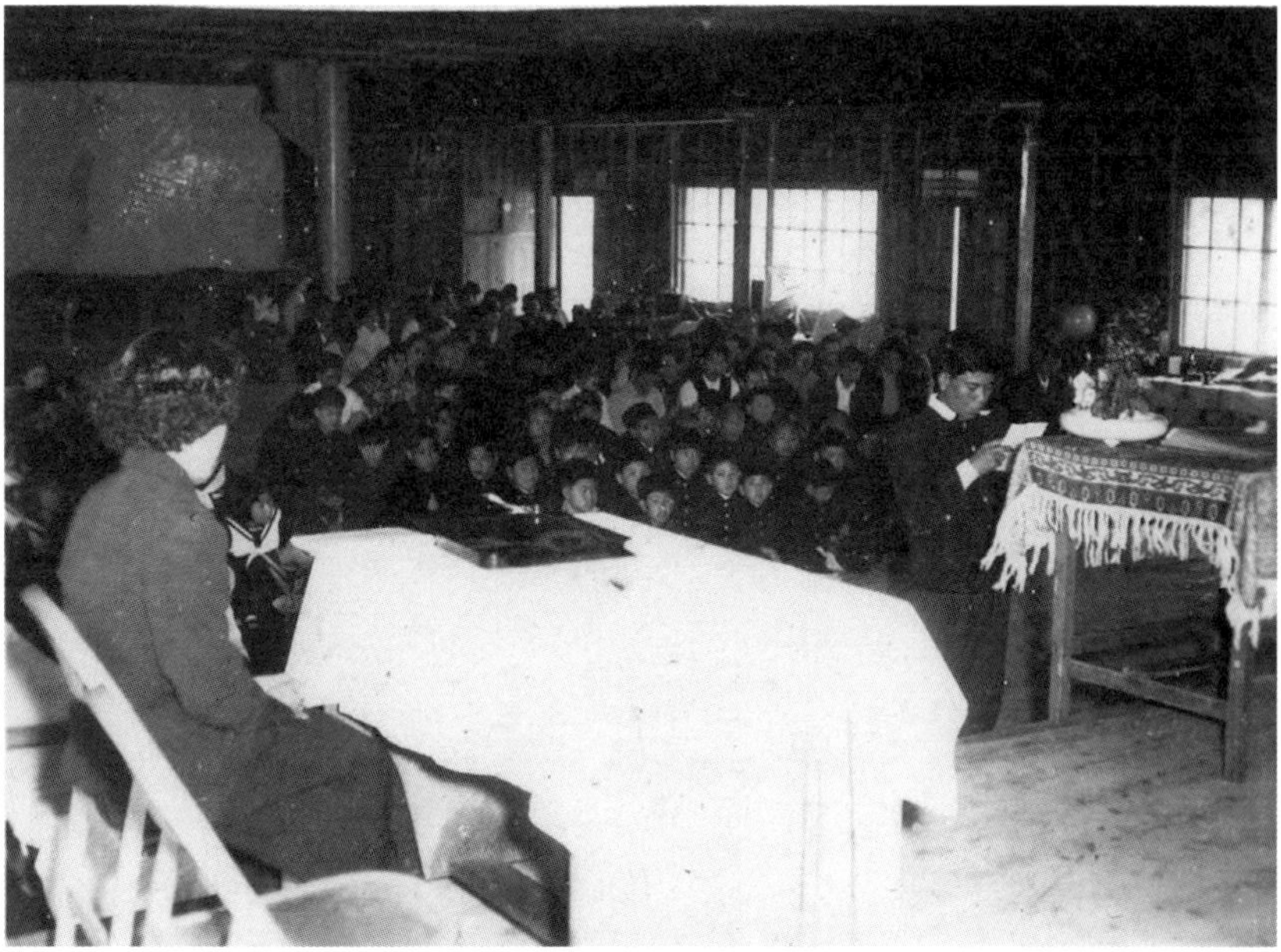

卒業式。代表で答辞を読む。手前の壇上には職員が座り、下のフロアには入所者が座った。奥には入所者専用の舞台があった。

に在籍したことのある3名が高校に進学をし、55年にはハンセン病療養所の入所者のために、岡山県の長島愛生園に定時制の邑久《おく》高校新良田《にいらた》教室が開校した。新良田教室は日本のハンセン病療養所の子どもたちのための高校として開校したので、米軍統治下の愛楽園の子どもたちには受験資格すらなかったが、沖縄出身の本土の療養所在籍者が一期生として入学した。私の周りには高校に進学することを考えて準備していた人もいたけれど、私は勉強して何をしようとか何をしたいとか考えたことはなかった。ただ、ただ、家に帰りたかった。

中学卒業近くに寮父が亡くなり、私は寮父を引き受けてくれる人を探した。お願いした人は「お前が中学を卒業して、そのまま子どもたちの面倒を見るなら」と引き受けてくれた。そのため、私は中学校卒業後も少年少女舎にとどまり、お兄さん役として子どもたちの世話をした。

島に戻る

私は1956年12月末に島に戻った。定期的な診察を義務付けられた軽快退所で、更新を必要とした。両親が私を迎えにきた。父は私の退所が、私以上に嬉しかったのだろう。家に帰る途中、一泊した那覇で親戚の人と記念撮影をした。家に帰ると、父は私に現役で合格するのは3分の1ぐらいだった、島唯一の高校に進学することを望んだ。私の亡くなった兄が沖縄二中（今の那覇高校）を卒業していたので、私にも高校に行ってもらいたかったのだろう。しかし、勉強に興味がなかった私は受験をしたものの不合格となり、父と田畑で働くことになった。父の作業は丁寧で、他の人の2倍も3倍も深く耕すから草も生えにくく、米もサトウキビも他所より立派に成長し、収穫も良かった。寡黙な父は黙々と働き、毎日一緒に仕事をしながら口をきくこともなく、話をするのは母が食事を持ってくるときぐらいだった。

　あれほど帰りたくてたまらなかった家に帰ったのに、私が退所者であることが分かっている人々の目は厳しいままだった。愛楽園に行く前より和らいだものの、「あいつは」と私に向ける視線が痛かった。逆に、半年ごとに軽快退所証明の更新に愛楽園に行くのは、9歳からずっといた愛楽園に行くわけで、故郷に帰るみたいで嬉しかった。私は車が好きでバスの運転手になりたいと思い、車の免許を取ろうと考えていたが、父親は「車の運転は危険だ」と反対した。その時にも、愛楽園で親代わりになって私の面倒を見てくれた入所者に頼んで久米島まで来てもらい、父を説得してもらった。説得が成功して、1959年、20歳の時、私は那覇松尾にあった、らい予防協会に泊まり込んで車

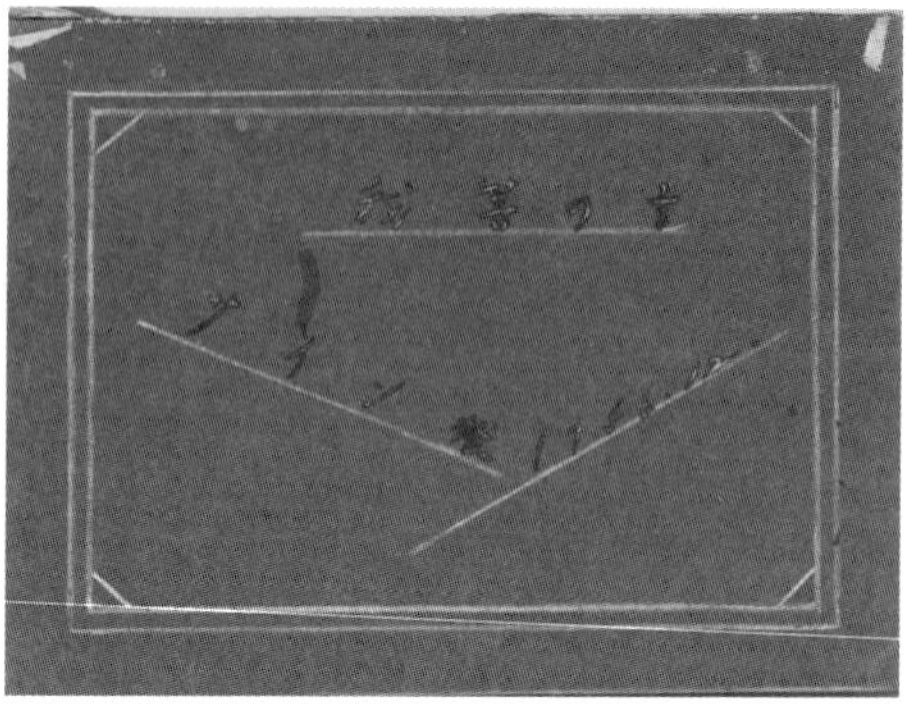

軽快退園の時に少年少女舎の後輩たちがサイン帳をプレゼント

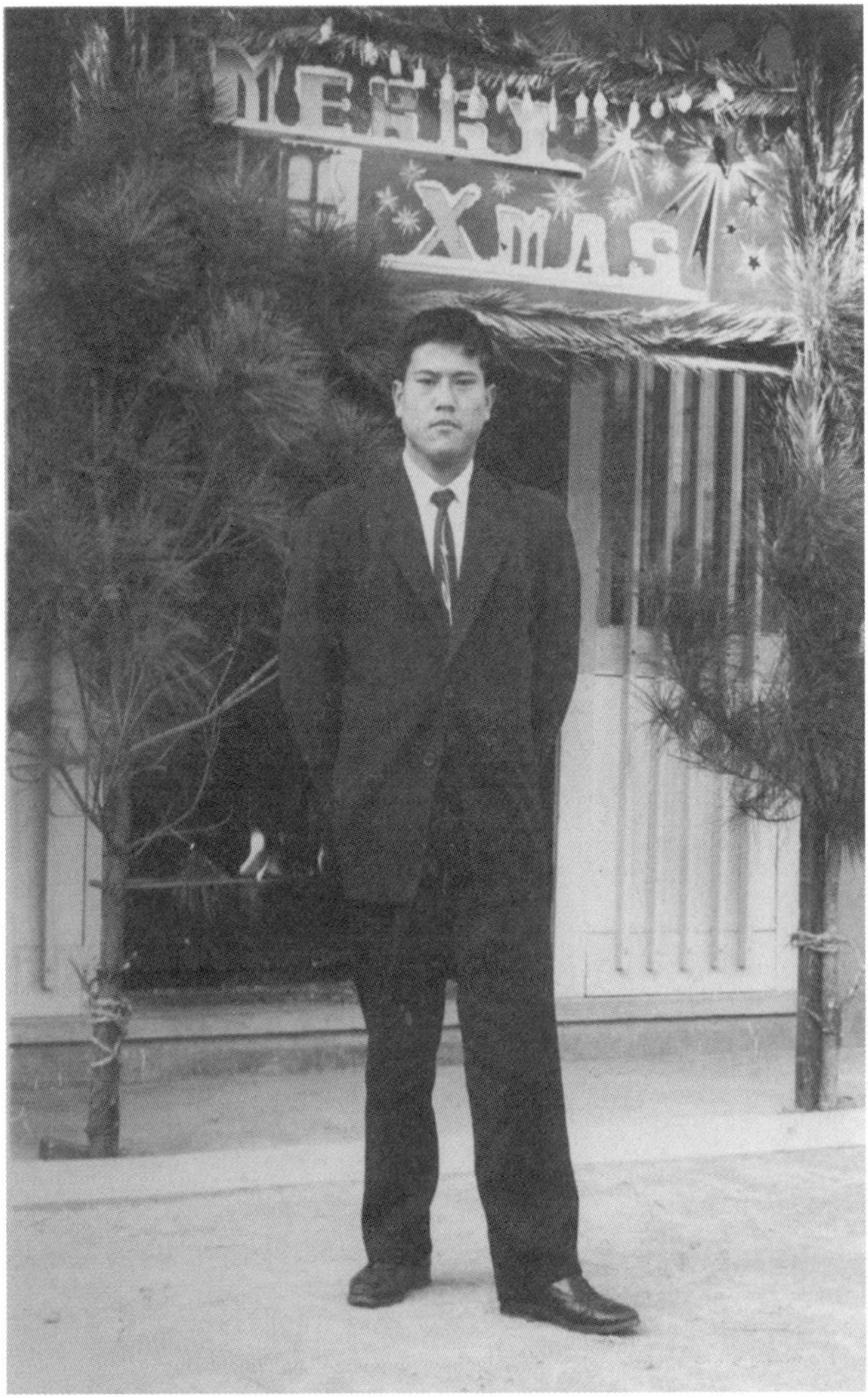

愛楽園で軽快退園証明更新（1960 年、21 歳）

の免許を取った。らい予防協会は１９５８年に開設され、この時にはまだ社会復帰のための職業補導や宿泊などの整備はされていなかったけれど、４人ぐらいで泊まって自動車教習所に通った。

丁度この時、久米島にはハンセン病の検診のために医師たちが訪れ、１９５４年から久米島にも駐在することになった公衆衛生看護婦（当時）とともに、退所者を含めた検診を行っていた。その報告書には引っ越して行方不明になっていたり、不在にしているために検診ができなかった退所者のことも書かれている。「退所者」のフォローアップには私も対象になっていたと思われる。しかし、もう、20歳にもなって、いろんなことが分かっているはずだけど、検診を受けた覚えはない。報告書に書かれた「不在の20歳」は私のことかもしれない。

当時はそんなことはまったく知らず、運転免許を手にした私は、私が愛楽園にいたことを皆が知っている集落を抜け出して、私のことを誰も知らないはずの那覇の会社に勤めることができた。

2　家族とともに

結婚して再び島に戻る

那覇に出た2年後、私は仕事先で知り合った千代子に、自分がハンセン病の回復者であることを告げた。千代子は愛楽園の対岸に生まれ育ち、自分も愛楽園で働きたいと思ったことがあると私に話した。その言葉を聞いて私は小躍りした。私は彼女の兄にも自分の病歴を話し、結婚をしたいと話した。兄は他の兄弟たちには私の病気のことを話さなかったようだけれど、「二人が良ければ」と了解してくれた。結婚前に私は自分が育った愛楽園を千代子と訪れ、愛楽園での私の親代わりでもあり、運転免許を取れるよう父をも説得してくれた恩人に紹介した。写真好きの恩人は、東の浜の北側の海岸で二人の写真を撮ってくれた。当時、私は税関を通った野菜をトラックで運んで店に卸す仕事を夜遅くまでしていた。私は仕事が終わると仕事先のトラックを持

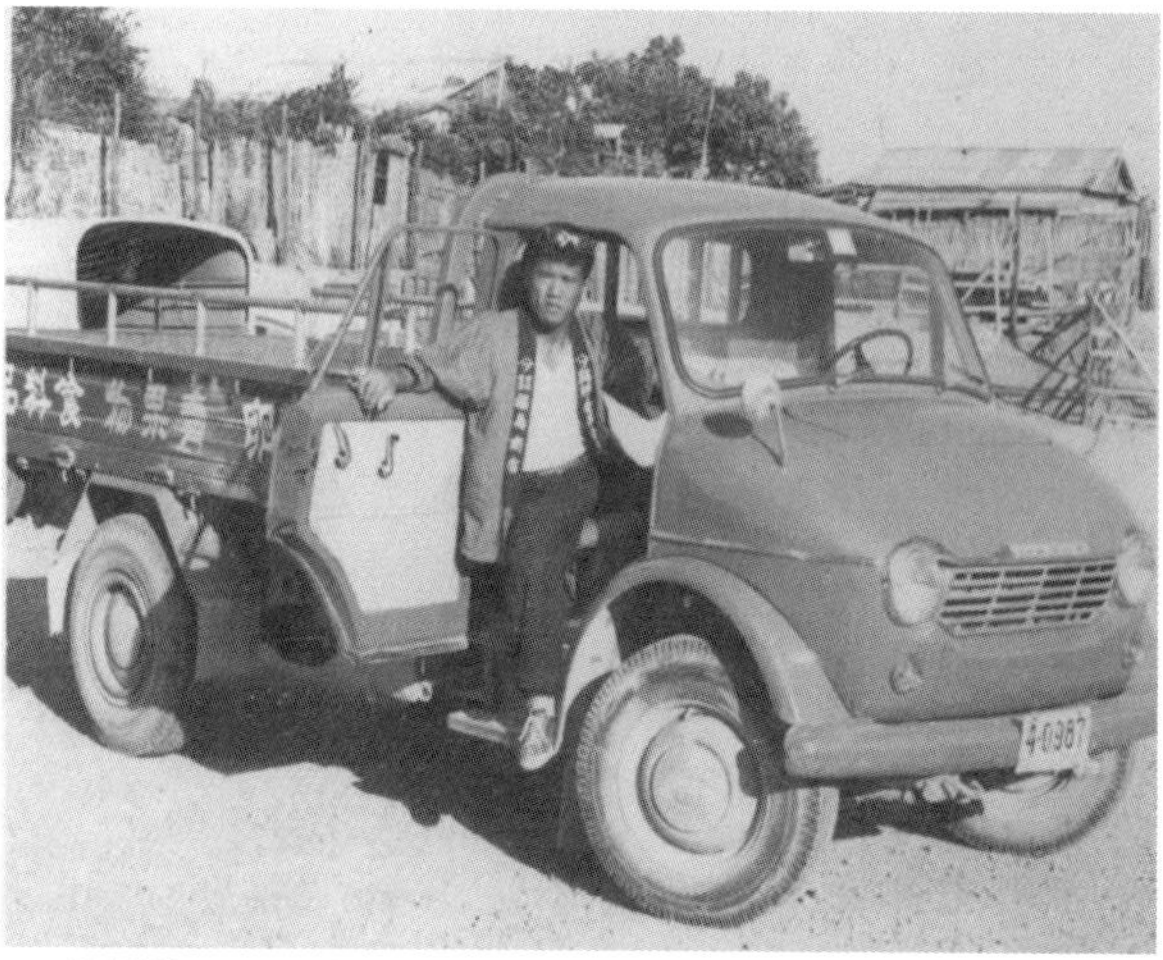

結婚前、このトラックに乗って千代子に会いに行った

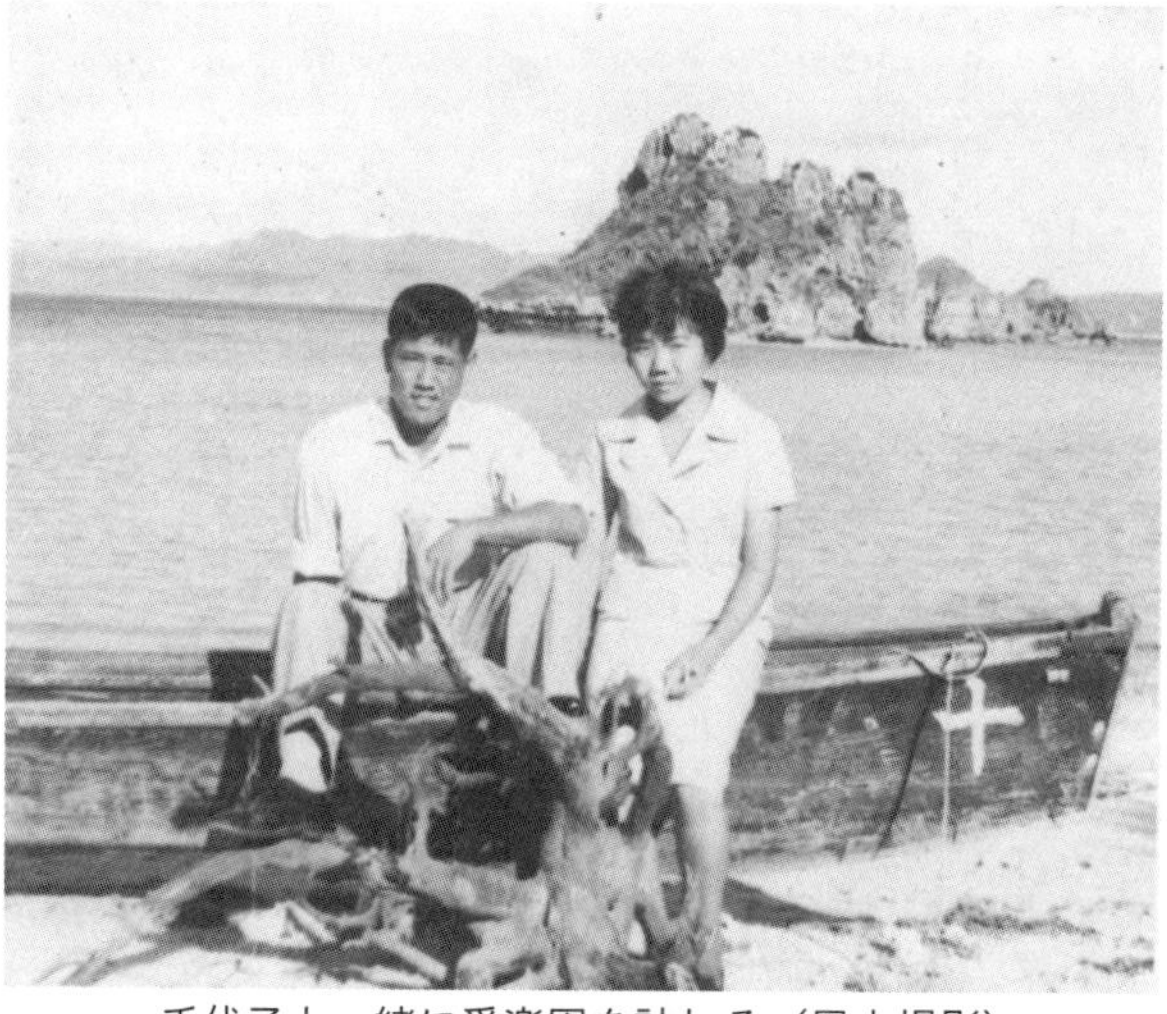

千代子と一緒に愛楽園を訪ねる（恩人撮影）

ち出して千代子に会いに行き、別れて家に帰った後には手紙を書いた。千代子とは頻繁に手紙のやりとりをした。それでも時にはけんかもした。けんかをした後、突然千代子の姿が消えてしまったことがある。どこを探しても居場所が分からなかったが、千代子は愛楽園の恩人のもとに逃げ込んでいた。その後も、私はけんかをした後に姿を消した彼女を何度か愛楽園に迎えに行った。けんかした後の千代子の行動が私には嬉しかった。私は知らなかったが、千代子はかくまってくれた恩人に、感謝の礼状を書いていた。

私は久米島の両親に結婚したい女性がいると手紙を書いた。父は「お前にふさわしい人で、島にふさわしい人ならば良い」と母に返事を書かせてよこした。私は千代子に「一度、島に行って両親に会ってほしい」と手紙を書いた。その手紙に「一人で愛楽園に乗り込んだ貴女だから、僕の家に行くのも大丈夫」と書いて、彼女を励ました。

私たちは結婚し、間もなく女の子が生まれた。父は何とか跡取りの私に家に帰って来てもらいたいと、久米島に私の仕事先を用意し、「島に帰ってくるように」と何度

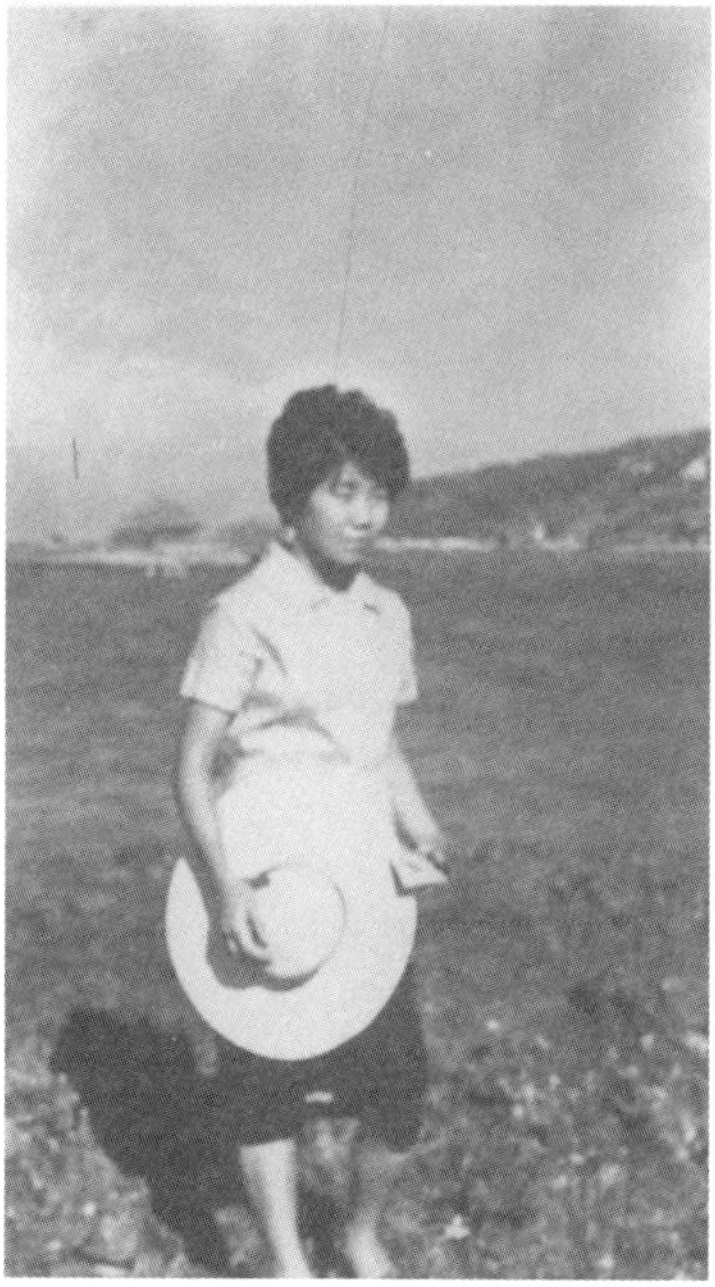

千代子と一緒に愛楽園を訪ねる（恩人撮影）

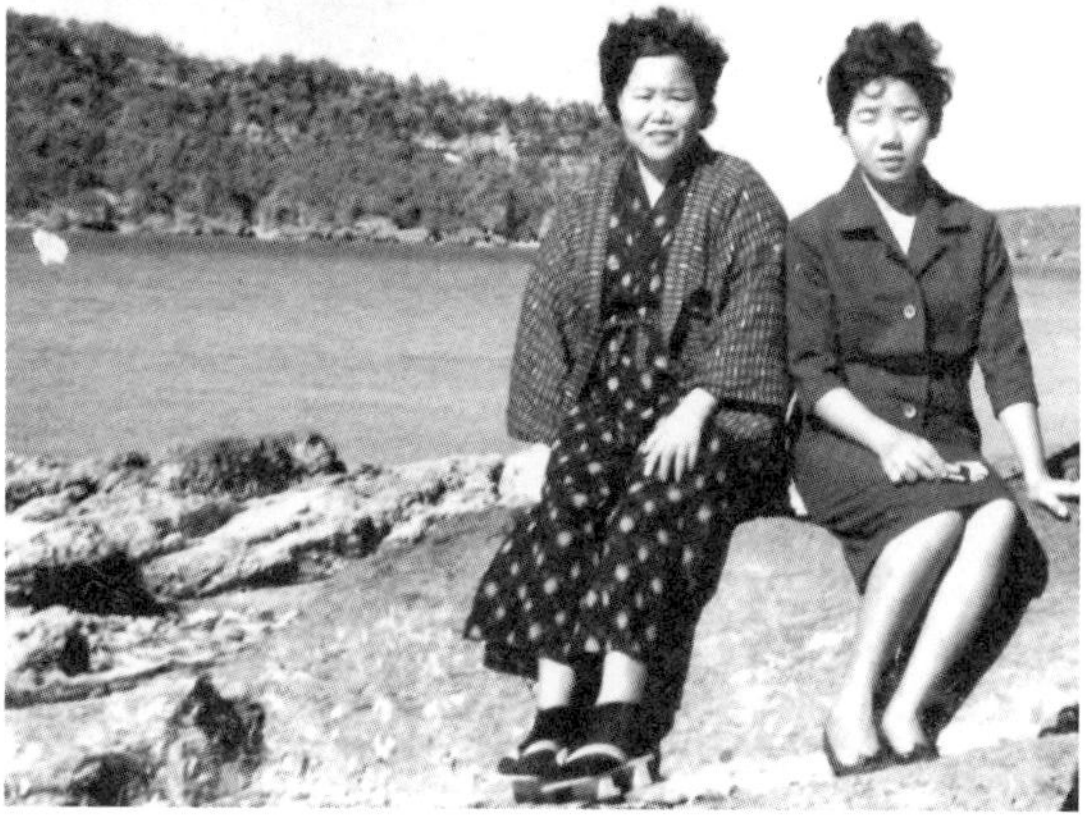

けんかした後に愛楽園に逃げ込んだ千代子。少年少女舎の寮母と並んで撮影

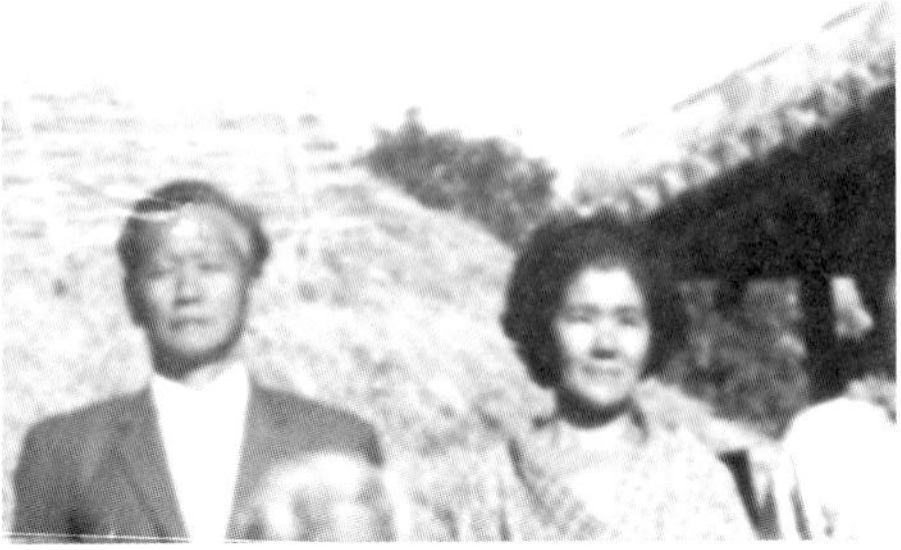

父と母（1960年3月30日）

も言ってきた。しばらくして、私は千代子と生まれた子どもを連れて久米島の家に帰った。父は跡取りが帰ってくるのをとても喜び、「山原《やんばる》（沖縄北部）からくる嫁が寂しがったらいけない」と大きな観音開きのテレビを買って私たちを迎えた。実際には、テレビを持つ家がまだ少なかったころに千代子がテレビの前に座ることはほとんどなく、テレビの前は父の定位置になった。父はいつもテレビの前に陣取り、プロレスを見ていた。

千代子は高校に進学して勉強したいと思っていたけれど、家に余裕がなく進学を断念していた。その代わりに彼女はお兄さんと一緒に妹たちの学費を出して高校を卒業させていた。久米島に来ても千代子は働き者で、父の誇りになった。彼女が生まれ育った国頭では田植えのとき、男の人が苗を取り、女の人が田に苗を植えていた。千代子も小さいときから田植えをしていたので、田植え

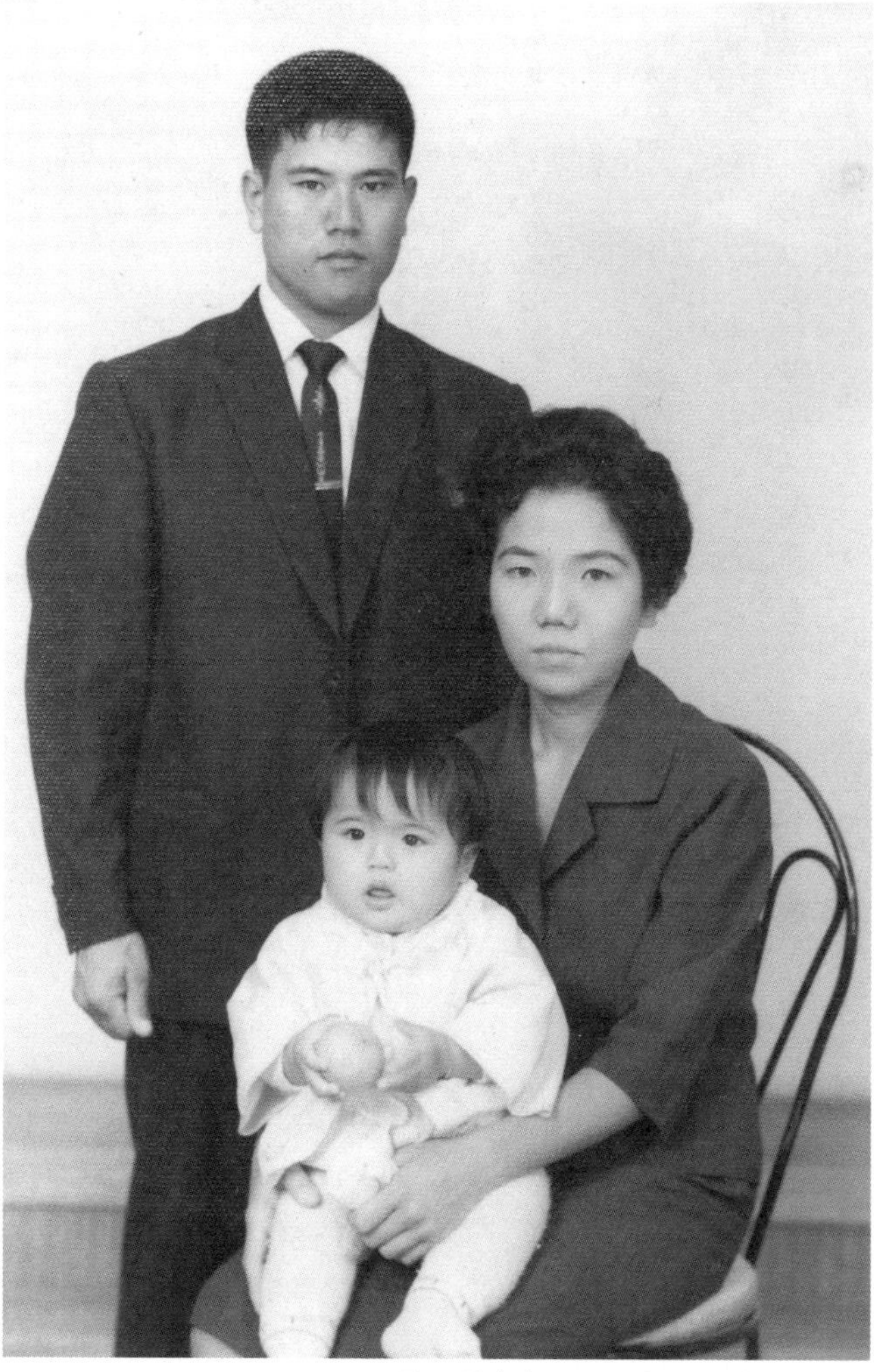

10ヶ月の長女と

がうまかった。まっすぐに苗を植えていく千代子に父は鼻を高くし、彼女は父の「自慢の嫁」だった。

私は父が頼んだ島の工場でトラックの運転や整備の仕事に就いた。私はトラックで荷を港まで運び込むほか、会社に勤める近くの集落の人を会社まで送り迎えし、久米島高校に通う生徒たちをその車に同乗させることもあった。仕事に就いたばかりのころは、ハンセン病にかかっていたことや愛楽園にいたことを何か言われるのではないかとびくびくしていたが、実際に何か言われたことはなかった。それでもやはり、集落の人々の視線を感じてはいたけれど、毎日、送り迎えをしている時に話をするようにもなって、だんだんと会社の人とも親しくなった。次女が生まれた時は、朝夕、送り迎えしている同じ集落の会社の人が集まってお祝いもしてくれた。

私はトラックの運転手をする一方で、仕事の合間合間に家の田畑も耕した。久米島の土は赤土で、固い岩みたいな土の塊がごろごろしていて、病気の後遺症で神経が過敏になっていた足の裏は、鍬をふるうたびに神経がびりびりした。退園して家に帰ってから、私が病気だったことについて家族で話題になったことはなかった。だから、病気が治っても後遺症が残ることも、病気の後遺症で神経が過敏になっていたり、知覚が麻痺している場所があることも、家族は知ることがなかった。後継ぎとして期待されている私には、外から見えない後遺症のことを話すことも、後遺症を悪化させないために休養を取った方が良いときでも、田畑を耕すのをやめることができなかった。話そうかと思うこともなかった。しかし、このままだと自分の体がもたないと思い、私は再び那覇にでる決心をした。那覇に出たいと父に伝えると、やっと戻ってきた跡取りがまた家を出ることに、父は「出ていくなら親子の縁を切る」と激高《げっこう》した。私は千代子に「那覇で仕事が決まったら呼ぶから、それまでがまんしてくれ」と言い含め、妻子を家に残したまま那覇に出た。

那覇に出る。再発

一年か二年たって那覇での生活が落ち着いたころ、私は千代子の妹に頼んで妻子を迎えに行ってもらった。妹は久米島に行った姉に会えると喜んで出かけた。しかし、妹が嫁と孫を連れ去りに来たと知った父は激しく怒り、妹を目の前に正座させて説教をした。それでも、妹は妻と子どもたちを連れて那覇に戻ってきてくれて、やっと家族と一緒の生活を送れるようになった。

子どもたちと那覇に出てきた千代子は、バスの運転手をしたいという私の希望をかなえようと、知り合いを頼って運転手の口を見つけてくれた。その会社の運転手の試験は家族持ちしか認めず、面接も夫婦そろって受けた。千代子は「うちの会社は給料をこれだけしか出せないけれど、やっていけるか」と聞かれ、「大丈夫」と答えてくれた。そのおかげで、私は運転手として働くことができた。バスの運転をするようになって、那覇から山原《やんばる》（沖縄北部）に向う観光バスの運転をすることもあった。那覇と山原を往復するときには、大宜味の海沿いを運転した。対岸には愛楽園のある屋我地島が見えた。子どものころ、愛楽園のアダンの茂みの陰から大宜味を走る車のライトを見ながら「いつになったら家に帰れるのか」と涙を流していた自分が、今は、大宜味の海沿いの道をバスで走り、バスの運転をしながら、対岸から遠く愛楽園を眺めていた。

3人目の子どもも生まれて那覇での生活も落ち着くことができた。私は生活のために、バスの運転手の仕事をしながら、バスに乗らない時にはタクシーの運転手のアルバイトも始めた。当時はタクシーの運転手の仕事に就くのは手続きが簡単で、さらに、会社に空いているタクシーがあったらアルバイトをすることができた。しかし、バスとタクシーの運転手掛け持ちの無理がたたってしまったのだろう。激しい高熱に見舞われた。私は再発を疑い、怖れた。高熱で寒気に襲われた私は、真夏だというのに冬の分厚いコートを羽織って、千代子と一緒にらい予防協会に行った。予防協会の医者は私の風体を見て、「まるで避難民みたいだ」と言った。この時予防協会で診察していたのはハンセン病の外来治療や社会復帰を熱心に進めていた湊*治郎先生だった。その直後、私は強い神経痛で動けなくなって個人病院に入院した。激しい痛みに身じろぎ一つできないなかで、私の手の甲には脱肉がおこり、足の甲も下がったままの垂足《すいそく》といわれる状態になってしまった。少し触られるだけでも飛び上がる私の激しい痛みが何か、その病院では分からなかったが、私自身はハンセン病の再発だと確信をした。私は激しい痛みの中から、らい予防協会に電話をし、予防協会の車で愛楽園に担ぎ込まれた。

現在のハンセン病の治療法である、3種類の薬を組み合わせて飲む多剤療法が確立したのは1980年ころで、私が愛楽園にいたころは、まだ、治療法が確立されていなかった。DDS1種類の薬で治療していたことから、直りにくい耐性菌が出てきたり、回復して退所した人の中には仕事で無理をして再発をした人もいた。私も、自分の体をもっといたわっていれ

＊湊治郎はハンセン病の専門医で、1967年から1971年まで愛楽園の7代目の園長を務めた。

ば再発しなかったのかもしれない。しかし、家族ができて、子どもたちの生活を考えたら、無理しても働かないわけにはいかなかった。千代子は私が愛楽園にいたことは分かっていたけれど、私が再発するとは考えてもいなかったと思う。

1967年、私が愛楽園に再入所して、家族は働き手を失った。

那覇と愛楽園の二重生活

愛楽園に担ぎ込まれた時、一番上の子どもは小学校に通うようになったところで、3番目の子どもはまだ小さかった。私は家族の暮らしが心配で、熱コブや神経痛の症状が治まると愛楽園を抜け出して那覇の家族のもとに帰り、また、家から愛楽園に戻る生活を始めた。家から愛楽園に戻ると、私は別れてきたばかりの家族のことが心配で千代子に手紙を書き、熱コブを起こして病棟に入室して家に戻れなくなってしまうと、また、千代子に手紙を書いた。突然、家から離れた私のことを、子どもたちには「お父さんは名護の植物園で働いている」ということにした。私は愛楽園の入所者が育てていたフウセンカズラなどの鉢を家に運び込んで、「本当に植物園で働いている」かのようにカムフラージュをした。

私は、せっかく就職したバス会社もやめることになった。微々たる家族援護のお金はあったが、私の収入を失ったなかで、千代子は子どもたちを育てなければならなかった。それまでも彼女の姉のところで仕事を手伝っていたが、一人で子どもたちの生活を支えなければならなくなった。その時借りていた家の大家さんが開いていた餅屋を、お店もそのまま譲ってもらえたので、餅を作り、販売して生活を支えることになった。旧正月やシーミー（清明）といわれる先祖供養など、沖縄では行事のたびに餅は必要で、妻はサンニン（月桃）の葉っぱを取りに行って、餅を作って売った。防腐作用のあるサンニンの葉に包んで蒸した餅には独特の香りが移り、サンニンの葉は沖縄のもちには欠かせない。私も那覇に戻ったときにはサンニンの葉を取りに行った。愛楽園に再入所して、私は家族の生活費を稼ぐためにお金を得る方法を考えなければならなかった。私は病気の症状が治まっているときにはタクシーの運転手のアルバイトをし、山原で苗木を手に入れて那覇で売ったり、愛楽園の入所者が育てている苗木を売ったりして、収入の道を考えた。

愛楽園と那覇を往復する生活の中で、私は成長していく子どもたちの運動会や入学式が楽しみで、子どもたちにも「お父さんも学校に行くよ」と何度も約束をした。夏休みには子どもたちに虫取りの網を買ってあげることも、与那原テックという遊園地に連れて行ってあげることも約束した。それなのに、約束が近づくといつも熱コブがでて、動けなくなってしまった。約束を楽しみにしていた子どもたちは、いつも父親がいなくなって約束を破られるのがさびしくて、「おとう、おとう」と家の向かいの駐車場で泣いていたという。

熱コブは、高熱と神経痛の激しさが耐えられないほどで、愛楽園の病棟では毛布をかぶって奥さんの名前を呼び続ける人もいた。さらに、コブはパンクすると、傷口から汁が出てシーツがべったりと肌に張り付いてしまい、この手当も大変だった。愛楽園にいるときに熱コブが出たら、病棟に入室して治療するが、家に戻っているときに熱コブが出たら、症状が治まるまで寝込んでいるしかなかった。千代子は、家で熱コブをおこして寝込んでいる私を看病し、パンクしたコブの手当てをしてくれた。それだけではなく、私が熱コブを起こして愛楽園の病棟で苦しんでいる最中に、子どもたちを連れてきたことがある。「なんでこんな時に連れてくるんだ」と怒る私に、千代子は「お父さんが苦しんでいる大変な状況を子どもたちにしっかり見てもらいたかった」と言った。

この頃は、愛楽園でも日本から医者がきてチバ（ＣＨＩＢＡ）やサリドマイドなどいろんな薬を試していた。サリドマイドが薬害で問題になっていた時だったが、療養所では熱コブに効くとサリドマイドが処方されていた。入所者たちはサリドマイドを処方されると「子どもを作っちゃいけないぞ」と言い合った。どの薬も副作用があり、飲むとコールタールのように皮膚が真っ黒になる薬も処方された。私は熱コブの症状が治まったら、アルバイトでタクシーの運転手をしなければならなかったので、副作用が出るかもしれない薬を飲むわけにはいかなかった。病棟に入室しているときは薬を飲み治療したが、病棟から退室して一般寮に戻ると、薬を飲まずに冷蔵庫に入れてしまいこんだ。医者に言われたように薬を飲み続けていれば、もっと早くに菌は出なくなっていたのだろうか？それは、分からない。私にはそのような余裕はなかった。私は働いて、お金を得て、少しでも家族にお金を渡さなければならなかった。

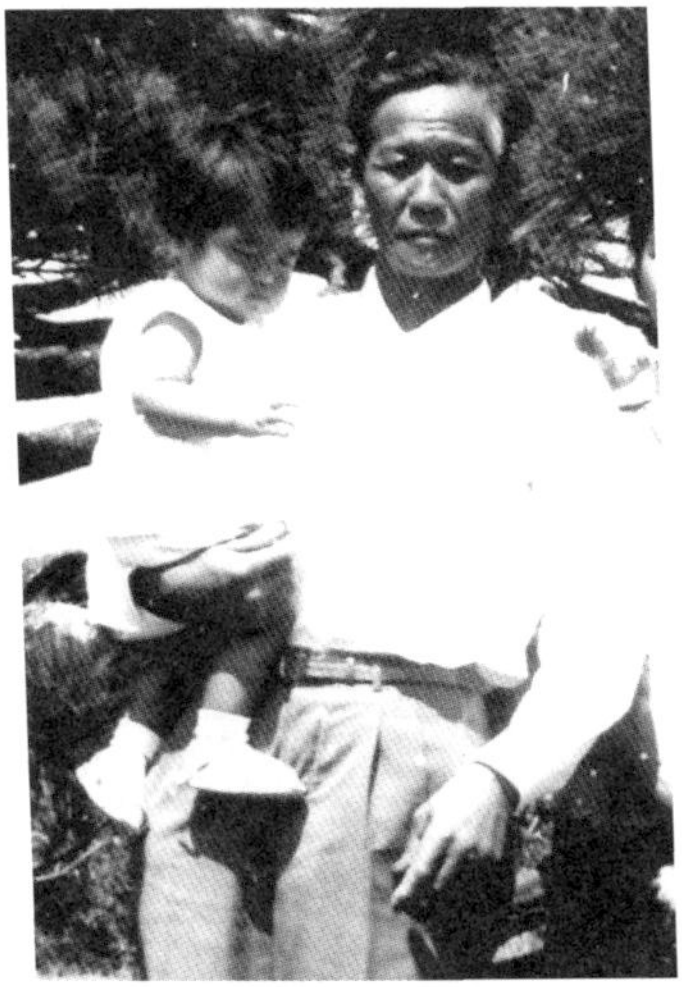
父と長女

私は、何度も熱コブを起こして寝込んだ。私が熱コブで寝込んでいるときに、「父の容体が危ない」と久米島から連絡が入った。動くことのできない私の代わりに、千代子は私が大事にしていたテープレコーダーを手に久米島に行った。千代子は、寝込んで動けない私に話をしてくれと、父の口元にテープレコーダーのマイクを差し出した。父は「ケンちゃん」「ケンちゃん、」と私のワラビナーを呼び、大事なのは金じゃない、健康が大事だ」と私に呼びかけた。私の小さい頃の沖縄では、本名とは別に子どものころの呼び名のワラビナーがあって、普段はワラビナーでよばれていた。私に「ケンちゃん」と呼びかけた父は、お金をとても大事にしていた。お金を使う時には惜しみなく使ったが、毎晩、家族に背を向けて、お札を数え、四隅《よすみ》をまっすぐに整えていた。その父が「金じゃない、健康が大事だ」と私に話した。その後しばらくして、父は亡くなった。高熱に苦しんでいた私は両脇をかかえられながら、やっとの思いで飛行機に乗り込み、久米島に行って父の葬式をした。私は父の棺に馬乗りになり、号泣した。小さい時から私をかわいがってくれた父が亡くなったことが悲しくて、私は泣きながら聖書を読んだ。千代子は結婚前から無教会主義の信仰を持っていて、私も再発してから彼女に連れられて教会に行くようになっていた。今、父が眠っている墓は、父が石切り場から一つ一つ石を運んで作らせた大きな墓で、「みーちばか（3つの墓）」と呼ばれる3つ並んだ大きな墓の中でも一番の墓だと自慢していたものである。父はお金を無駄に使うことを嫌ったが、この墓には多額のお金を使い、墓に対する思いも大きかった。

その後も、私は熱コブの症状が治まると家族の様子を見に那覇に戻り、アルバイトをする生活を続けた。私は家に戻れないときには、愛楽園のケースワーカーに困窮する家族の様子を見てもらうように依頼した。１９６０年代の終わりには、整形手術をして手足の機能や外観を回復して退所する人が多かった。私も垂足になっていた足の手術をすることになり、しばらく家にもどれない状況になった。この時にも家族のもとを愛楽園のケースワーカーが訪ねたが、いつも家族を訪ねるケースワーカーとは違う人が家を訪ねた。この、初めて家を訪ねてきたケースワーカーが学生時代に下宿していたのが、たまたま、私の家の大家の貸家だった。このケースワーカーは大家さんの家を、まず、訪ね、その足で、棟続きの家に住む私の家族のもとを訪ねた。訪問客が「屋我地」[*]の者であることを知っていた大家は、千代子や子どもに、ケースワーカーの訪問理由を尋ねた。千代子はうろたえて、愛楽園の病床に臥せる私に手紙をよこした。

＊愛楽園の所在地の「屋我地」は愛楽園を意味する言葉として使われていた。

ケースワーカーの●●さんという方が家にみえて、私と話している時、家主のおばーが子どもに『あの人何しに来たのか』と聞いていたようです。●●さんは、自分はこの近所の人を知っているけれど、こういう仕事だから、自分の口からは絶対に何も言わないと念を押して言っておりました。でもね。その人が帰った後で、家主のおばーは「●●さんは屋我地の人だけど何の用事で来たの」とすぐに私に聞きましたよ。その時の私の気もちは書かなくても分かってもらえると思います。●●さんに、家に来ないように云いました。

●●さんが帰ってそれから2~3日は食欲もなく、あれもこれもいろいろ心配して、後は自分がノイローゼにでもなったらと思うと怖くなり、もう、何も考えないようにしました。家主や近所の人がもし知る時は「運は天にまかせ」の気もちであります。こちらの事をいろいろ書きましたけど、父ちゃん心配しないで、自分の病気を治すことが第一。今は何も耳に入れないようにしようね。でも、何といっても●●さんが来たのだけは残念で残念で言いようがありません。私の気もちも察してください。

手術した足にギブスを巻いたばかりの私も、心配して千代子に手紙を送った。

　昨日ケースワーカー室によばれて、千代子からの手紙有難くちょうだい致しました。ケースワーカー助手の●●さんから、家に行った事を聞いて、私もびっくり致しました。●●さんは、学生時代に大家の家にいた様で、家主さんや隣近所の人たちも皆知っている様で、私達には大変困った事になりましたが、でも、家主や隣近所の人たちが、自分たちに今後どのような態度をするか、よく気を付けて下さい。その時はその時で方法をこうじると云えば千代子に怒られるかも知れませんが、でも、そう簡単にはばれる事もないと思いますので心配しない様にして下さいね。

　私はケースワーカーに確認をしたが、ケースワーカーには、自分の行動が、那覇で暮らす妻と愛楽園にいる私のおびえの原因になっていることを、理解できなかった。

私は那覇の家族のもとに駆け付けた。園に戻った私は、再度、千代子に手紙を送った。

　ギブスが取れるまでは行くまいと思いながら、今日は行ってしまって、申し訳なく思う。

　でも、●●さんが家に来た事についてはいろいろ心配で、行って話を聞くまでは心配で晩も気を使って寝る事も出来ず、行ったのです。千代子には迷惑になったかも知れませんが、私のこの気持ちを知ってほしい。手紙は毎日もらっても、直接話しを聞かないと知らない点もあり、ゆっくり話し合って帰りたいのですが、今の私の様態では我が家の中にも入れず、このまま帰るのも後髪を引かれる思いですが、仕方ないと思う。

　千代子、元気を出して、今の苦しいこの期間を過ごして下さる様お願い致します。

その後、大家さんから何か言われたことも、周囲の人から何か変わったことをされたこともなかったようだけれど、千代子は私がハンセン病を再発し愛楽園にいることが、周囲の人にばれるのではないかとおびえ、不安を募らせていった。

妻を失う

千代子は徐々に家の戸を立て部屋に籠るようになり、信仰にすがるようになった。愛楽園の私のもとに、何通も彼女からの手紙が届くようになった。那覇にいる彼女の姉妹からも「様子がおかしいから家に帰ってみたらどうか」と連絡が来た。私は那覇に駆け付けた。千代子はズボンの片方だけをまくり上げた姿で、動きも普段と妙に違っていた。子どもたちに食事の支度をしようと包丁を持っても次に何をして良いのか分からなくて、あっちを触りこっちを触りとうろうろして、これまでのように食事を作ることができくなっていた。父親の分までもと、一人で子どもたちを育ててきた千代子だったのに、子どもたちの面倒を見ることすらできなくなっていた。もう、病棟を飛び出すしかなかった。私は那覇を離れて愛楽園にいることはできず、家族の生活を見るために自分の体を顧みることはできなかった。この頃の生活ぶりを子どもたちは「お金が無くなるとお父さんは外にお金を借りに行って、お母さんは祈っていたよね」と言っている。

やがて、千代子は子どもたちも乗せて運転している私にハンドルを握らせないようにしたり、相談しようとしても話が分からないのか大声を出すようになった。一緒に歩いても右に行こうとすれば左に、左に行こうとすれば右に行き、座らせようとすると抵抗して暴れ、おさえようとすると、押し入れに逃げ込んで閉じこもった。お金を持たずに家を出て遠くまで行ってしまうこともあった。それでも子どもたちに何かをして上げたいという気持ちは強く、実現させることはできないのだけれど、子どもたちにバーベキューをしてあげようと枯れ枝を集めたりもしていた。

しかし、時に暴れたりもする千代子に私は腹をたてて、思わず手を挙げた。私は、再発した私に、これ以上できないほど手を尽くしてくれた千代子がこんな風になっていくとは思ってもいなかった。私は千代子がだんだんと表情を失い、心が壊れていくのを認めたくなかった。子どもたちはそんな母親と私の姿を見ていた。千代子が通う教会の人たちは、私を困らせる彼女の振る舞いを「仁雄さん、奥さんは仁雄さんしか

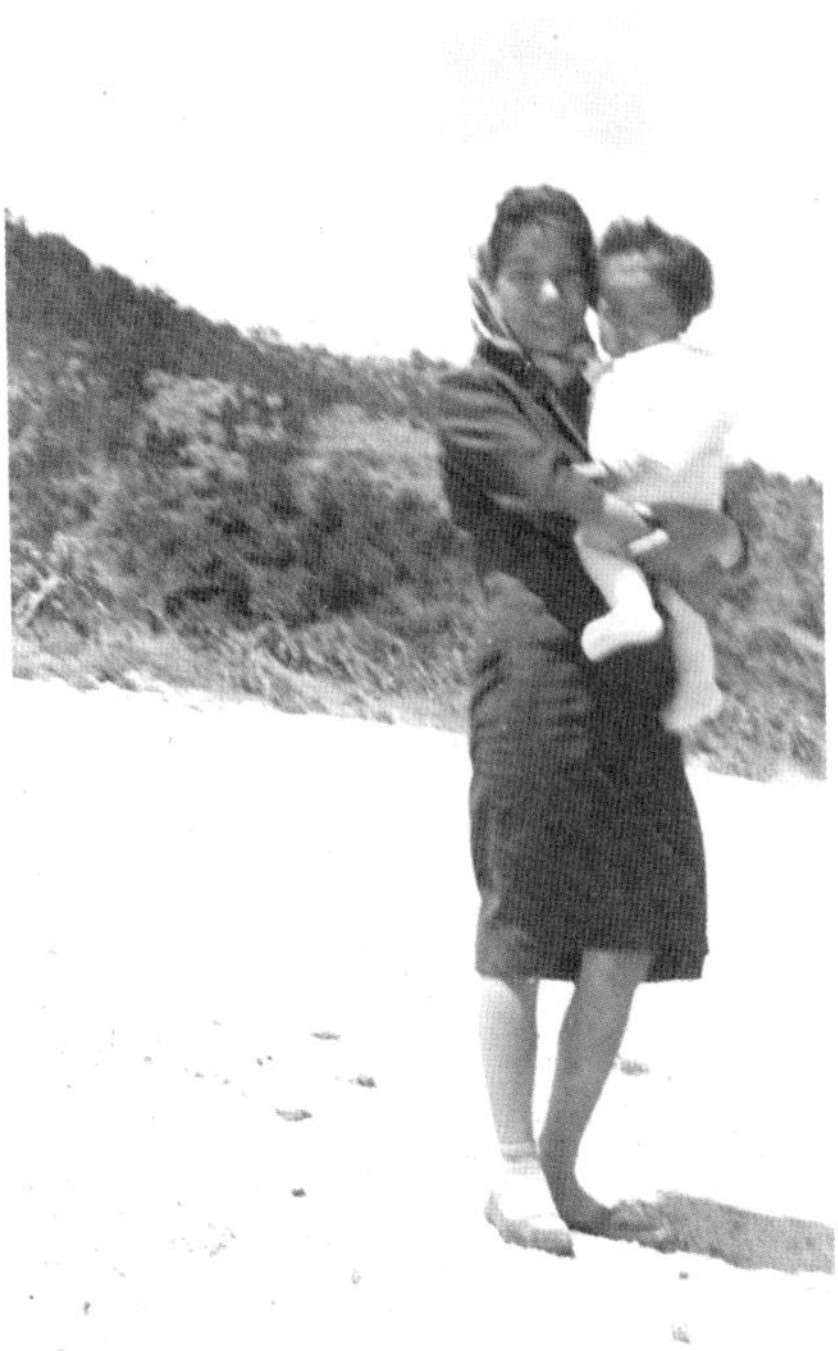

久米島の浜辺で。千代子と長女（1963年3月3日）

頼る人がいないから、そんなことをするんだよ」と言い、私に千代子の振る舞いを理解するように言った。しかし、私は彼女の異常な振る舞いにどうしたらよいか分からないし、私自身も神経痛を起こし、排菌を続けて治る様子がない状態だった。子どもたちに母親がおかしくなっていくのを見せたくないと思っても、千代子のことも自分の体のことも、子どもたちのことも、何もかもすべて、私には、もう、どうしていいか分からなかった。

私が再発して愛楽園に隔離されたために、千代子は一人、子どもたちと家に残され、私の病気の事がばれるのではないかと一人でおびえ続け、心が壊れてしまった。私は自分の神経痛よりも、千代子がこのようになってしまったことが辛かった。私は彼女が正常な時に「再発をしたために苦しめてしまっている。離婚して子どもの世話が無くなれば楽になるだろう。子どもたちは久米島の両親に見てもらおう」と離婚を切り出した。しかし、千代子は拒絶した。

私は千代子を入院させたくなかった。愛楽園にも精神病棟があって、強制的に監獄のようなところに閉じ込められているのを見ていたから、そのようなところに彼女を入れたくなかった。しかし、もう、私の手に負える状態ではなく、病院に連れて行く決心をした。病院に連れて行かれることが分かって車に乗るのを嫌がる千代子を、私は教会の先生と二人で無理やり車に押し込み、精神病院に連れて行った。千代子は入院した。私は生活のために、お客の多い夜にタクシーを運転していたが、タクシーを流す気力を出すこともできずに病院の横にタクシーを止めた。病院の窓に人影が見えた。窓に移る影は千代子の姿で、彼女は廊下をうろうろと歩き回っていた。

医師から「心因性」といわれた千代子は良くなったり悪くなったりしながら、入院と退院を何度か繰り返した。入院中、調子の良さそうな千代子に、散歩しようと誘って二人で外に出た。近くにあった雑貨店に入ると千代子は肌着を何枚か手に取り「ほしい」といった。彼女はそれまで、一度も何かを欲しいと言ったことはなかった。私は「そんなに何枚もどうするんだ」といったが、千代子が亡くなった後、片付けをしていたら、彼女の下着はどれもこれもボロボロで穴が開いていた。

千代子の調子が良くなり退院すると、私は仕事途中に家に戻って妻に食事をさせて薬を飲ませ、その後仕事に戻る日々を過ごしていた。千代子は姉妹たちに自殺をほの

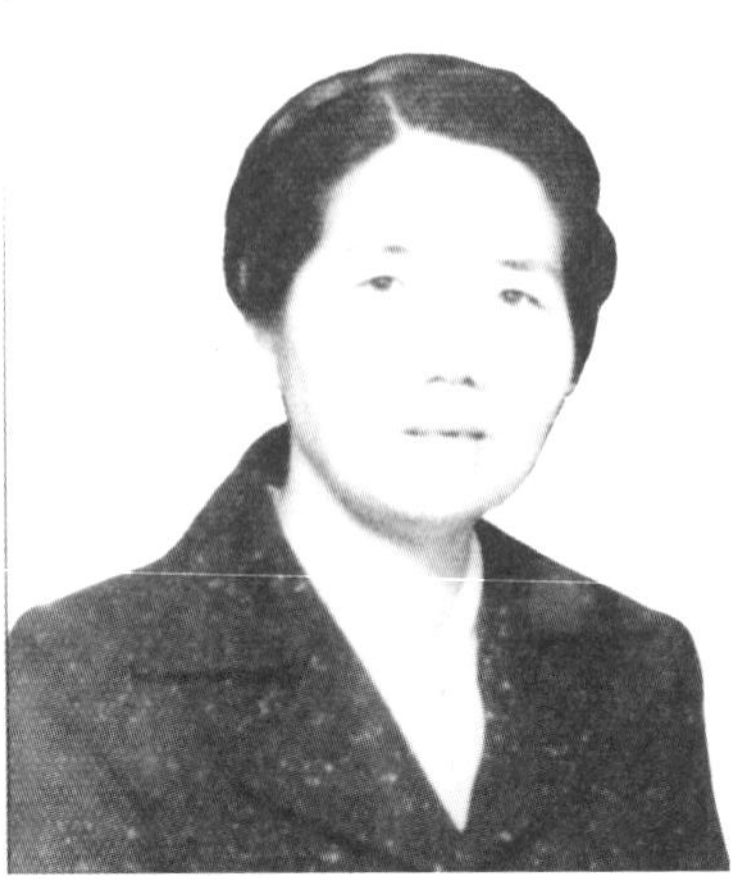

千代子

めかすようなことを言ったりもしたので、私は自殺をしないようにと包丁を隠していた。千代子の最後の日、私はいつものように夜勤の仕事途中に家に戻り、薬を飲ませて、また、仕事に戻って車を走らせた。運転しながら、あまりにも気になって家に戻ったら、千代子は命を絶っていた。私は目に飛び込んで来た千代子の姿に打ちのめされたが、寝ている子どもたちは母親の姿を見ていないとほっとした。後から知ったことだが、三女は私よりも前に千代子の姿を見ていたという。彼女は私に何も話さず、私は子どもが私より先に千代子の姿を見ていたことをずっと知らずにいた。そして、これも後から知ったことだが、千代子は通っていた教会の人に、自分がいると「仁雄の足手まといになってしまう」と口癖のように言っていたという。

私は一人で子どもたちを育てることになった。残された子どもたちがまっすぐに育たなければ千代子に申し訳ないと、それだけを思って、子どもたちに食事のしたくをし、学校に行かせた。私は昼間より稼ぎの良い夜勤のタクシーに乗って、一人でもお客を多く乗せようと、人通りの多い通りを流し続けた。当時は米兵に襲われるタクシー運転手も多かったので、いつもドアポケットに防御用のモンキーレンチ（スパナ）を入れていた。

ハンセン病の回復者にタクシーの運転手をしている人は多かった。当時のタクシー会社は履歴書の提出を必ずしも求めなかったので、愛楽園の中にあるハンセン病の子どもたちが通う澄井中学校の卒業生であることや、愛楽園に入所中であることをごまかした履歴書を書く必要がなかった。なにより、タクシーの運転は、会社からタクシーに乗って出れば、戻るまで一人でする仕事だから、同じ職場の人に病気だったことがばれるのではないかと、一日中びくびくすることなく仕事ができた。それでも、お客さんから料金を受け取るときやバックミラー越しに「屋我地戻りか」といわれたことはあった。また、客待ちをしているタクシーの運転手に愛楽園での顔見知りの人を見る事もあった。しかし、お互いに話かけることはなかった。「ハンセン病患者だった人と知り合いだと思われたら、『あいつは患者か』と思われてしまう。」こんな風に思い、毎日の生活で、自分の病歴がばれないように細心の注意を払った。

千代子が亡くなるまで、私の病状は回復に至らず、長期にわたって排菌し続けた。再発して再入所していた時、愛楽園開園時から医官として働き、戦後九州に引き上げた松田先生が、日本からの派遣医として再び愛楽園に来ていた。松田先生は、私が愛楽園を抜け出して家族のもとに帰っていることを知って、いつも「仁雄さん。あなた、小さい子どもがいるんでしょ」と私が家族にハンセン病を感染させてしまうと怒っていた。怒られても、私は妻一人で子どもたちを育てる家族が心配だったし、家族の生活のために働かねばならなかった。

そのころの私は知らなかったけれど、国際的にはとっくに、感染力の弱いハンセン病を特別な病気として扱ってはならないと、隔離政策は間違っているとされていた。私は、怒られてばかりいた松田先生に「ハンセン病って、簡単に発症する病気ではなかったんですよね」と聞いてみたいと思っている。それとも、松田先生は、やっぱり私は隔離されているべきだと思っていたのだろうか。もし、「らい予防法」がもっと早く廃止されていたのなら、私は当たり前の普通の病気として家で生活をしながら治療をすることができたのだろう。そうできていたら、私は妻や子どもたちを置いて愛楽園に行く事もなかったし、妻を失うこともなかっただろうと思っている。私自身もきちんと薬を飲み、治療をして、体をいたわることができたのではないだろうか。

私は、再発して以来、ずっと菌が多く出続け、定期的に繰り返される検査では、菌が無くなるどころか菌の量が減ることすらなかった。いったい、いつになったら回復することができるのかと思っていたのに、千代子が亡くなって間もなく、私は菌が出なくなった。私は、千代子が自分の命と引き換えに私を回復させたと思った。後に、ハンセン病には自然治癒があることも知り、私の病状も、この時が菌の消える時期だったと思うようになったが、私は信仰深かった千代子を思い、神の奇跡を信じた。「愛する友のために命を捨てる。これより大いなる愛はない」。私はこの聖書の言葉を千代子の遺影の後ろに入れた。

3　勝訴しても変わらない生活

後遺症を抱えて生活をすること

私は外見的にも機能的にも困らないように、脱肉した手の甲にシリコンを入れ、垂《すい》足《そく》になり、甲が下がったままになった足も手術をしていた。私の足の手術をしたのは、愛楽園で回復者の社会復帰に力を入れていた園長の湊先生で、先生が愛楽園を去る前、最後に手術したのは私だった。手術のおかげで私の垂足は元に戻り、威張って下駄を履くこともできた。しかし、手術で足の甲を引っ張り上げることはできても、麻痺した足の感覚が戻るわけではない。私は感覚のない曲がった足指に傷を作り、足の裏には万年傷のウラ傷といわれる穿孔《せんこう》を作った。ひたすら働き続けなければならない私は、傷を作らないように体をいたわることはできなかった。

私は菌が出なくなり回復したが、医師から「回復した」といわれたことはなかった。そして足のウラ傷や手指の動きにくさ、手足の感覚麻痺の後遺症は残った。私は後遺症のある曲がった指を見られないよう、手袋をしてタクシーを運転し、いつもポケットに手を突っ込んで隠していた。私は菌が出なくなっても治ったと思うことなく、愛楽園で後遺症の治療を続けた。足の裏に感覚がないと、小さな石が靴に入っても分からず、靴に圧迫されて傷を作っても傷ができたことが分からず、傷を悪化させてしまう。回復者の多くと同じように、私も足のウラ傷に苦しめられている。ウラ傷を悪化させて骨髄炎にでもなれば、命にかかわるため切断しなければならなくなる。しかし、私達回復者は一般の医療機関に行くのには勇気がいる。ハンセン病の病歴を問いただされるのではないか、病歴を話さねばならないかと思って、ぎりぎりまでがまんしてしまうことが多い。勇気を出して町の開業医のところに行って、ハンセン病の後遺症のキズについて話しても、医者には治療方法が分からないことが多い。傷から熱を出したために医者に行って、ハンセン病の後遺症のキズで、表面的には小さなキズに見えても内側は化膿していると説明しても、絆創膏一つ貼られて終わってしまうこともある。

退所者にとってのらい予防法廃止と違憲国賠訴訟

1996年、らい予防法は廃止された。私たちを縛っていた法律は無くなった。しかし、国からは誤った政策を続けてきたことについての謝罪はなく、私たち回復者の生活は変わらなかった。入所者の中には家族から「法律がなくなったからといって、家に帰ってくるな」と言われた人もいる。退所者たちもハンセン病にかかって愛楽園にいたことがばれないようにと息をひそめていた。

らい予防法廃止の前年、鹿児島にある療養所の敬愛園に入所していた島比呂志さんが九州弁護士会連合会宛に手紙を書いた。島さんは、HIV薬害訴訟の原告として実名を出して立ち上がった赤瀬文男さんから、一生を療養所に閉じ込められているハンセン病回復者たちは人生を奪われていながら、「なぜ、もっと怒りをわらわにしないのですか」と問われていた。島さんは「らい予防法」という、ハンセン病患者を一生療養所にとじこめる法律を、人権を守るために働かなければならない法律家たちが、ずっと、そのまま放置し続けた責任を問いただした。この島さんの問いかけに弁護士たちが動き出した。ここから訴訟が始まり、「らい予防法」という国の法律でハンセン病患者たちが被害を受け続けてきたことを訴えることになった。この訴訟はらい予防法違憲国家賠償訴訟といわれ、全国の療養所にこの訴えは拡がった。弁護士たちが沖縄に調査に来るようになり、愛楽園の入所者も7次の原告団から参加するようになった。

裁判を機に退所者の会の動きも活発になり、私も会に参加した。退所者の多くは、家族にも自分がハンセン病にかかり、愛楽園にいた事を話していなかった。私たち退所者は、自分が愛楽園にいた事がばれないように細心の注意を払って暮らし、「ハンセン病」の言葉が出るような場所を避けてきた。多くの人が「らい予防法」という法律がなくなっても、裁判が始まっても、誰にも話を聞くことができずに、何にも情報を持っていなかった。退所者たちは自分たちが愛楽園に入所したことが「らい予防法」のためだったと知らない人も多かったし、「らい予防法」なんて法律があったこことを知らない人も少なくなかった。

私と同じように、みな療養所にいたことがばれることを恐れ、おびえながら暮らし、何度も仕事を変えて苦しい生活をしている人が多かった。退所後も家族から縁を切られ、生活が苦しくても家族の支援を受けることができないため、保証人を必要としないサラ金からしかお金を借りることができない人もいた。私もサラ金のカードを何枚かもって、その日その日をしのいでいた。

7次の提訴が出されたころ、退所者40～50名がゆうな協会の2階に集まり、愛楽園の入所者で最初に原告になった金城雅春さんを招いて裁判の説明会を開いた。ゆうな協会はハンセン病予防協会（以前のらい予防協会）を前身としていて、2階は退所者の人達が使える広間になっていた。金城雅春さんは提訴の手続きに必要だからと弁護士を連れて説明会に来た。しかし、借金で首が回らなくなっている退所者たちは、勝つとも負けるとも分からない裁判の費用など出せる訳もなかった。弁護士が「この裁判は勝ちます」といっても、そもそも裁判費用などなかった。金城さんは、裁判費用は弁護団が持つから、裁判に負けてもお金を出すことはない、と私たちを安心させた。

沖縄では１９６１年にハンセン氏病予防法が制定され、法律でも「退所」や「在宅治療」が認められて、本土に比べて療養所からの退所者だけでなく、非在園者といわれる入所しないで自宅で治療した人も多かった。しかし、この「ハンセン氏病予防法」は日本で１９５３年に制定された「らい予防法」と同じように隔離政策が原則で、沖縄でもハンセン病の治療ができるところは療養所とハンセン病予防協会が開いているスキンクリニックしかなかった。ハンセン病を発症した人の中には、家に予防協会の車が来て車に乗せられて愛楽園に入所した人もいた。感染力が弱く治る病気であるにもかかわらず、ハンセン病は患者本人にとっても家族にとっても、近所の人にとっても、それまでと変わらない「恐ろしい伝染病」にしか思えなかった。ハンセン病を発症したことで家族を失い、仕事を失い、住むところを追われるように離れた人も多かった。家族もハンセン病患者の家族ということで縁談が壊れたり、家族が離れ離れになった人が少なくなかった。
弁護士たちは、このように発症した人達が愛楽園に入所しなければならなかった状況も、隔離政策の中で在宅治療をしていた過酷な状況も「らい予防法」があったからだ、と私たち退所者に話した。私は「らい予防法」があったから、妻や子どもたちを那覇において愛楽園に再入所しなければならなかったことを初めて知った。私は「らい予防法」があったから、妻は亡くなったと思った。「らい予防法は」ハンセン病にかかっていない健康な人を守るための法律で、そのために私たちハンセン病を発症した人は隔離され、患者の家族の命も奪われた。

退所者も原告団に参加するようになった。私も9次提訴の原告になった。社会から孤立して苦しい生活をしている私たちは模合《もあい》を始め、退所者の繋がりを作っていった。模合は日本でも行われている地域があるが、沖縄では同期会やサークルなど様々なグループで行われ、定期的にメンバーが集まって、それぞれが出す定額のお金を順番に受取っていく仕組みである。受け取る時にはまとまったお金を手にすることができ、また、定期的に集まって話ができる情報交換の場でもあるので、沖縄では広く行われている。退所者の会の模合では、法律のことや裁判のことを知ることができた。

退所者には、ただ一人の理解者が健常者の配偶者である場合もあったし、配偶者に自分が退所者であることを隠し続けている人も少なくなかった。私たち退所者は原告団に参加しても、近隣の人々、職場の人々、そして家族にもばれないようにと気を配った。全国退所者連絡協議会の人達が沖縄に来た時にも、観光のために乗っている貸し切りバスのなかではハンセン病のことは一切口にしなかった。退所者の話をする時には、高速道路のトイレの裏に行ってこそこそと話しをした。バスの中で話しをすると、バスの運転手に聞かれてしまうと警戒していた。そして、日常の生活の中では、道やお店で同じ会のメンバーである退所者とすれ違った時には、目も合わせず、知り合いではないようにふるまった。

２００１年、熊本地方裁判所の判決は私たちの全面勝訴だった。私たち退所者の被害も認められた。私は裁判の前に、園長の犀川先生から「外に出たらどうか」と声をかけられ、後押しをされて、正式に愛楽園から退所していた。犀川先生も、私の足の手術をした湊先生と同じように入所者の社会復帰に力を入れていた。犀川先生はハンセン病を患った人は国の隔離政策で人生被害を受け続けてきたんだから、堂々と被害を訴え、謝罪を受けるべきだと言っていて、裁判の時には証言に立った医者だった。裁判後、私と同じように愛楽園と園の外と二重の生活を送っていた人の多くが正式に退所した。

裁判後、私は修繕することも取り壊すこともできず、人が住まなくなって何年も経っていた久米島の家を取り壊した。男一人の兄弟で私が家を管理しなければならないといっても、現実には那覇にいながら一人で家の管理をすることは難しく、かといって、空き家になればネズミが出て、ネズミが出ればハブも出るようになる。荒れ放題になっていた久米島の家を、そのままほうっておくわけにはいかなかった。私達七人兄弟は、家を取り壊した後の母の命日に記念撮影をした。「らい予防法」がなかったら、私は、父の後を継いで久米島のこの家で暮らしていたのだろう。お墓同様に、父が自慢していた赤瓦の大きな家だった。

—沖縄のらい予防法違憲国家賠償訴訟について—

沖縄愛楽園から裁判に参加したのは7次の訴訟からである。入所者に裁判の情報が伝わらず、菊池恵楓園《けいふうえん》（熊本県）と星塚敬愛園（鹿児島県）の入所者が原告として立ったことも新聞やテレビで知ることになった。全国の療養所の動きから遅れて裁判に参加した愛楽園でも、他の療養所と同じように、「国を相手に勝てるわけがない」「国に世話になっているのに国に歯向かうことはできない」と原告になるのをためらう人が少なくなかった。

愛楽園では入所者たちが集まる前で、琉球大学の学生たちによる模擬裁判が行われ、この裁判がどのようなものか入所者がイメージできるようにした。また、愛楽園での裁判についての説明や提訴の手続きは公開で行われた。原告に立つことをためらう入所者には「裁判に負ければ原告にならなくても療養所は影響を受けるんだ」と説明する一方で、説明や手続きに来る弁護士には個人個人の居室を訪ねることのないように伝え、だれが原告になっているかと入所者たちが疑心暗鬼にならないよう、また、原告になる、ならないで入所者間に対立が起きないように注意が払われた。入所者たちは原告に立つ手続きをする人を見て、「ならば自分も」と原告になる人もいた。結果的に愛楽園から原告に立った人は３３７人になり、全体の半数以上になった。

裁判の判決は、「らい予防法」を放置し、隔離政策を続けた国の加害責任を認めたもので、原告の全面勝訴だった。しかし、沖縄の被害については、米軍統治下の沖縄では、１９６１年の「ハンセン氏病予防法」によって退所や在宅治療が認められていたとして被害状況は不明とされた。「ハンセン氏病予防法」が日本で１９５３年に制定された「らい予防法」に準ずるものとして作られた法律であったことや、治療の場が療養所と予防協会に開設されたスキンクリニックに限られた隔離を原則としたために起きた琉球政府時代のハンセン病政策による被害については述べられなかった。

２００２年、愛楽園自治会は入所者一人一人から可能な限りの聞き取りを始め、沖縄のハンセン病患者の被害状況を明らかにした。この聞き取りを編集した証言集が、２００６年、０７年に発行された沖縄県ハンセン病証言集（資料編・沖縄愛楽園編・宮古南静園編）である。さらに、この証言集をもとに、２０１５年、新設された沖縄愛楽園交流会館に常設展示をオープンさせた。

全国退所者連絡会の役員になる

裁判後、新たな法律作りが進められることになった。「ハンセン病問題の解決の促進に関する法律」略して「ハンセン病問題基本法」といわれる法律で、健康な人を守るためにハンセン病患者を排除したかつての法律ではなく、園内外の回復者の生活を保障していくことを目的とし、療養所の将来を構想することを柱にしたものである。裁判が終わってゴールではなく、私たち退所者は一般社会で生活を続けていくことを考えなければならなかった。裁判後しばらくして、私は全国退所者連絡協議会の先輩から副代表をやれといわれ、先輩から言われれば断ることもできずに全国退所者協議会の役員として活動するようになった。厚労省との交渉は入所者と退所者と統一行動をすることが多い。私は全国退所者連絡協議会の役員として会合に参加するようにもなった。最初は緊張して、話す内容をきっちりと原稿に書いて用意していた。しかし、原稿を読み上げる私の隣に座る先輩が「紙ばかり見て読むな」と机の下から足を蹴飛ばしてきた。

そのころ、「ハンセン病問題基本法」の成立を求めて全国的に百万人署名の運動が進められ、沖縄でも国際通りなどで街頭活動をした。私も役目がら駆り出され、愛楽園自治会会長の金城雅春さんがマイクを持って話をする横に立つことになってしまった。突然「代わってくれ」とマイクを渡されて、「私は退所者です」と話す羽目になった。私は心の準備も無く、退所者はハンセン病にかかっていたことを知られてしまうことが怖くて一般医療機関に行けないなど、退所者の生活の困難さを訴えた。

全国退所者連絡協議会の役員になって、私は厚労省との統一交渉の時などには退所者だと名乗っていた。会合の場にいるのは療養所の人や退所者や厚労省の人で、いわば、内輪の人だけなので、他の人達に退所者であることがばれてしまうと心配することはなかった。２００７年、群馬で開かれたハンセン病市民学会では、沖縄から遠く離れた地であればば沖縄で知られることはないだろうと、退所者の話をすることを引き受けた。そこで、後遺症を抱えた退所者が一般の医療機関で診察を受けることができなくて困っていると話した。私の話に、フロアにいたハンセン病の専門医が「退所者も町の病院に行ったらいい」と発言した。私はハンセン病にかかっていたことがばれないように、ばれないようにと暮している退所者が病院に行けるわけがないだろう、だから問題なんだ、それが分からないのかと思わず反論した。専門医は「退所者が後遺症の治療に町の病院に行ったら、そこで医者も後遺症について知って、治療の技術も身につけることができるようになる」と述べた。私は「退所者は医者の練習台か」と退所者を医者の教材にしか見ていないかのように感じ、怒りを覚えた。

また、その前年、宮古島の南静園で行われた療養所にあった学校についての集まりでは、園内の子どもたちが通った稲沖小中学校の元教師が、「子どもたちは気をつかって、いつも僕の風下に立つようにしていた」と教師時代のことを話し、学校のことを「こういうのは早く無くなった方がいい」と発言した。この先生は稲沖小中学校で子どもたちに一番慕われていた先生だった。私は、療養所で教壇に立っていた先生にもかかわらず、隔離された私たちが子どものころに通っていた学校をどれほど大事に思っているか、全く分かっていない発言に思わず立ち上がって強く抗議をした。この後、教え子たちはこの先生を叱りに行き、先生は「今からでも自分にできることはないか」と謝り、現在学校跡地に立っている碑を建設することになった。しかし、私にはハンセン病の専門医にしても療養所の学校の先生にしても、自分たち退所者のことを何も分かっていない、分かろうともしていないと、あの頃は不信感しかなかった。

怒りから思わず大勢の前で強く発言をしてしまうことがあっても、沖縄で日常の生活を送る毎日では、変わらず退所者であることがばれないように暮していた。しかし、全国退所者連絡協議会役員の役目として、多くの人が集まるシンポジウムで退所者の話をすることを求められたり、集まりに参加しなければならないこともあった。那覇市の教育福祉会館でシンポジウムが開かれた時も、全国退所者連絡協議会の代表として壇上に上がった。この時、フリーライターの山城紀子さんから取材を申し込まれた。山城紀子さんは沖縄のハンセン病問題のことを長年取材し、私たちの模合にも顔をだしていた。また、群馬の市民学会で専門医に思わず強く抗議した私の姿を見ていた。しかし、私は取材なんてとんでもない、名前や顔が知れたら大変だと取材を断った。

「らい予防法」が無くなっても、裁判に勝っても、一般の人も集まる会場で壇上に上がっても、私の日常生活は何も変わらず、ハンセン病からの回復者であることがばれないようにと隠れて暮していた。

２００８年、「ハンセン病問題基本法」は成立した。その中には療養所の社会復帰、つまり療養所の地域開放が定められている。この法律にのっとって、２０１１年、愛楽園は地域の人達に保険の使える一般診療を開放した。これは１９８３年、愛楽園が県から保険診療の認可を受けて、園内の賃金職員と看護学校の学生の診察を行っていたのを拡大したものである。また、これによって、退所者も地域に暮らす人として愛楽園で治療をすることができるようになり、退所者も愛楽園で後遺症の治療をすることができるようになった。ウラ傷などの後遺症は入所者も退所者も同じように大変で、療養所ではウラ傷についての理解があり、治療も気兼ねなくできる。しかし、園外の一般の医療機関では、治療のために必要だということが分かっていても、退所者にはウラ傷のある変形した足を医師の前に出すことが恐ろしく、治療をしないままに悪化させてしまうことが少なくない。そのため、ウラ傷を持つ退所者は自己流で治療し、表面的には治ったかのようになっている皮膚の内側を化膿させてしまうことがある。ウラ傷の悪化から、足指などの切断をせねばならないことすらある。

―「ハンセン病問題基本法」について―

「ハンセン病問題の解決の促進に関する法律」、略して「ハンセン病問題基本法」といわれるもので、一人一人の社会復帰を超えて、療養所自体の社会復帰を目指している。療養所を地域に開放し、地域の人々が療養所に入り利用することは、差別と隔離の歴史からの解放である。また、療養所の地域への開放は、高齢化し減少する療養所入所者の療養環境を改善させる将来構想である。

２００８年に制定されたこの法律は「ハンセン病療養所の将来構想を進める会」を母体に草案が作られ、ハンセン病回復者の声を中心に据えて検討されてきた。この法律は、ハンセン病問題に関する施策は隔離政策の被害を回復することを旨とすること、入所者の生活環境が地域社会から孤立することのないよう配慮されること、ハンセン病歴を理由とする差別の禁止を基本理念とし、病歴当事者の意見を反映することを定めている。そして、療養所の土地や施設を地方公共団体や地域の人々に提供することができると定めている。この法律を根拠に、愛楽園をはじめとして全国の療養所では地域の人々に保険診療を開放し、多磨全生園、菊池恵楓園に保育園が作られ、邑久光明園には特別養護老人ホームが作られた。

ＨＩＶ人権ネットワークの子どもたちとの出会い

裁判に勝ち、新聞でもテレビでも、連日、全国の療養所の回復者たちの喜びの声が報道された。「やっと人間になれた」と回復者の声が新聞紙上に大きく踊った。しかし、私はハンセンの「ハ」の字の音を聞くたびに、自分が退所者であることがばれるのではないかと、びくつき、体をこわばらせた。沖縄では「ハンセン」の言葉は毎日のように聞こえてくる。沖縄戦を経験し、基地がある沖縄では「反戦運動」の「ハンセン」があり、キャンプ「ハンセン」がある。海に囲まれる沖縄では「帆船」だって日常的に珍しい言葉ではない。裁判後には、ハンセン病のことを耳にすることが増えて、そのたびに私は身構えた。裁判に勝ったことは嬉しかったけれど、人々がハンセン病のことを話題にすることは、私にとっては耐え難かった。自分がハンセン病からの回復者であり、愛楽園からの退所者であることがばれないように、隠れるように生きていた。そして、人々がハンセン病について語ることを早くやめるようにと願っていた。実際、ハンセン病からの回復者に対する目は何も変わっていないと感じていた。らい予防法違憲国家賠償訴訟で勝訴した2年後の２００３年、熊本の菊池恵楓園の入所者たちはレクリエーションで宿泊の予約をしていた黒川温泉のホテルから宿泊拒否にあい、抗議してもホテル側は「他のお客様に迷惑だ」と宿泊拒否の姿勢を変えなかった。社会問題化してホテルの総支配人が菊池恵楓園を謝罪に訪れたが、世間を騒がしたことを謝罪し、宿泊拒否をしたことについては謝罪しなかった。宿泊拒否についての謝罪がないことに異を唱えた入所者自治会に対して、「謝罪を拒否した」と非難や誹謗の電話や手紙が殺到した。社会の人々は、ハンセン病回復者がおずおずと社会の人々に従って生きることは認めたものの、感情や意思を持つ人間として声を出そうとすれば、ハンセン病からの回復者を変わらずに排除することが、実際に起こっていた。

一方で、回復者の体験談が出版されるようになり、入所者だけでなく、退所者の体験談も出された。私も、2007年に愛楽園の自治会が出版した証言集に、持っていた澄井校時代の写真や退所して那覇で働いていた時の写真を提供した。しかし、退所者だとばれないようにおびえながら生きていた私は、回復者の手記が発行されて、退所者のことが話題になることに、激しくおびえていた。2007年、回復者の金城幸子さんが『ハンセン病だった私は幸せ』と題をつけて手記を出版したときには「なぜ、同じ退所者がこんなにもおびえていることを理解できないんだ」と怒りすら覚えた。今では、この『ハンセン病だった私は幸せ』のタイトルは本当に素晴らしいタイトルだと思っているけれども、当時の、隠れて生きている真っ最中の私には、おびえることしかできず、おびえは怒りへと変わってしまった。

そのような時に、私は、ＨＩＶ人権ネットワーク沖縄主催の、子どもたちが演ずる芝居の練習を見に引っ張られて行った。この芝居は「光の扉をあけて」というタイトルの、ハンセン病を患った体験を基にした芝居だった。私は、頬をピンクに染め、涙を流しながら演ずる子どもたちに圧倒された。澄んだきれいな目をした子どもたちは、芝居の練習が終わっても涙を流し続けていた。彼等の姿を目の当たりにして、私も涙を流していた。

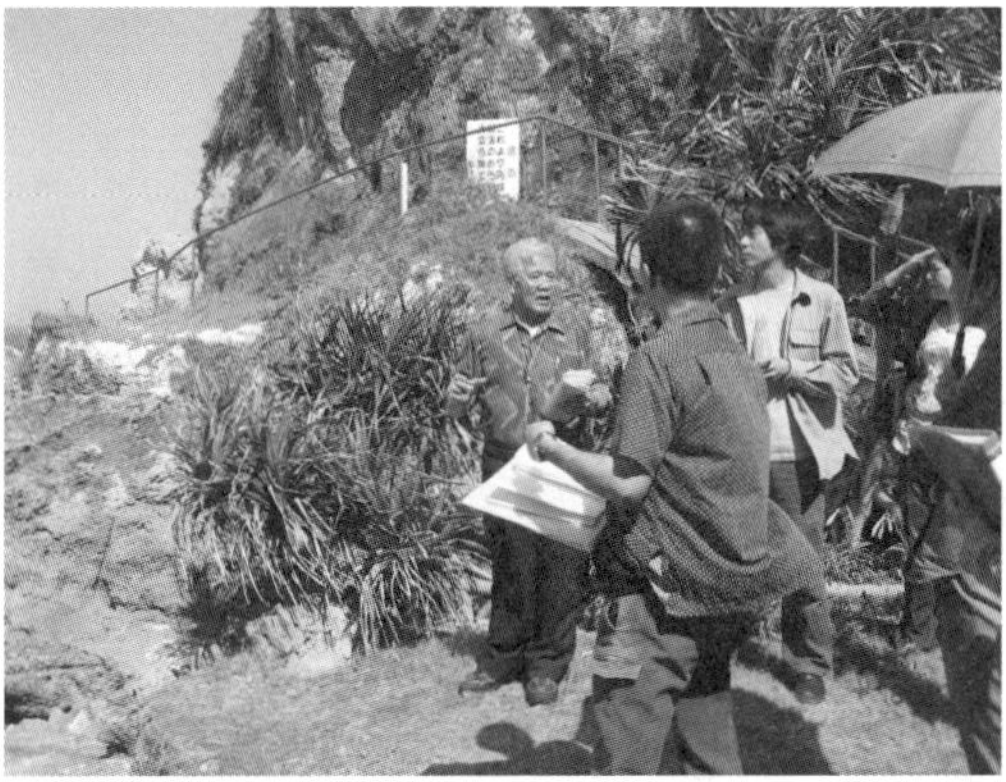
愛楽園の中でガイドの練習（2008 年 4 月）

２００８年１月、愛楽園の自治会がボランティアガイド講習会を開催し、受講生を募集していることを新聞記事で知った。気がついたら私は愛楽園のボランティアガイド講座に申し込んでいた。その講座は愛楽園自治会とハンセン病問題ネットワーク沖縄が共催して開く、愛楽園の園内を案内するガイド養成講座で、一回目の講習会だった。私はこの講習会で初めて愛楽園の歴史やハンセン病について学び、らい予防法について学んだ。講座を終えた私は、受講ナンバー1番のガイド受講証をもらった。この年の6月28日、私は初めて、見学者に愛楽園のガイドをした。この日から、私は自分がかつて暮らしていた愛楽園のボランティアガイドを始めた。そして、一度は取材を拒否した山城紀子さんの取材も受けるようになった。山城さんは『隠さずに生きる』仁雄さんの愛楽園ガイド」とタイトルを付け、岩波書店の雑誌「世界」２０１０年7月号のリレーコラム「沖縄の窓」に私のことを書いた。

２０１１年、沖縄でハンセン病市民学会が開かれた。市民学会は入所者や退所者の内輪の人だけでなく、一般の人々も全国から集まってくる。地元の沖縄の人も大勢参加した。この市民学会のシンポジウムに、退所者の会の会長だった私はパネリストの一人として壇上に上がった。それまでの隠れて生活していた私の状況を知っている退所者仲間は、私が「退所者の平良仁雄です」と挨拶し、沖縄の退所者の生活の困難さについて話をする姿を見て驚いていた。

ス　2012年（平成24年）1月12日 木曜日　市町村 20

しましま＋プラス

くらしを歩く ▷5

山城 紀子

後遺症の治療 後押し

愛楽園・退所者の入院制度①

昨年4月、名護市の国立ハンセン病療養所沖縄愛楽園に新たな制度が導入された。地域住民が一般外来で受診できるようになったことと入所者が同園を退所した後も、治療のため入院することができるようになったのである。退所者の入院施設として使用が認められるようになったのは4床。全国に13ある国立療養所の中でも初めてのことで、自治会（金城雅春会長）が厚生労働省に受け入れを要望し、地域の医師会や地域住民との話しあいを重ね条件を整えたことで実現した。

昨年夏、同制度を使って退所者の平良仁雄さん(73)が足の傷を治すため入院。退所後、初めて本格的な治療を受けたのだという。平良さんは「診てもらうのがもう少し遅ければ、取り返しのつかないことになっていた。これまで長く自分流で足の傷の手当てをしてきたが、その間違いもわかり、これからの手当ての仕方も教わった。本当にうれしい。困っている他の退所者にも制度のよさをぜひ、知らせたい」と声を弾ませた。

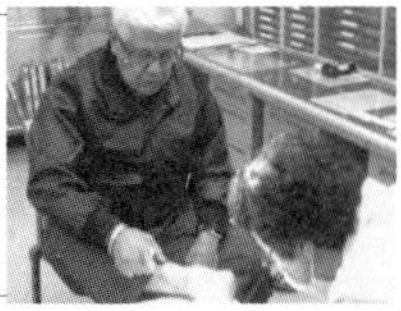

昨夏、入院して傷を治療し、現在は1カ月に1度愛楽園の整形外科に通い、治療を受ける退所者の平良さん（左）＝名護市、沖縄愛楽園

今から4年余り前、群馬県草津で開かれた第3回ハンセン病市民学会で、平良さんは9歳でハンセン病を発症して愛楽園に強制収容されて以来の体験を語るとともに、後遺症としての足の傷の治療をしたくても一般の医療施設に行くことができないと苦しい胸の内を語っていた。

会場内の専門医が即座に発言した。一歩踏み出すべきだ、と。ハンセン病そのものは治っていても、後遺症で悩んでいる人は少なくない。「あなたたちが行かないことで医師もハンセン病の後遺症としての傷について知らないままでいるのです」。平良さんは語気を強めて言い返した。「あなたは医者だからそう言うけれど、一歩踏み出すということがどんなに大変か。患者だった者の気持ちはわからないと思う」

あの時は、と平良さんは振り返る。「治療とはいえ、変形してしまった足を他人に見せる自分を想像できなかった」と。その後、愛楽園自治会と市民団体ハンセン病問題ネットワーク沖縄が主催する愛楽園のボランティアガイド講座を受講したり、差別や偏見をなくそうと人権問題に取り組む子供や若者の活動に心を打たれ、平良さんはカムアウトし、現在は愛楽園のガイドに生きがいを見出している。

地域と話し合い重ね実現

足の様子がおかしいと気づいたのは昨年初夏。38度から39度の熱が出たりした。足のせいだなあ、と思った。患部にピンセットで殺菌消毒薬を含ませたガーゼを押し入れてみるとずっと奥の方まで入っていった。自分流の手当てももう限界、と痛感した。

せっかく愛楽園で、入所者でなくとも治療・入院ができる制度ができたのだから、と受診した。7月30日、退所者初の入院となった。

（フリーライター）

通信部（浦添・西原担当）
TEL:098(860)3555
FAX:098(860)3486
MAIL:ot-tushin@～
社会部（那覇担当）
TEL:098(860)3552
FAX:098(860)3483
MAIL:shakai@～
南部総局
TEL:098(835)7651
FAX:098(998)9578
MAIL:nanbu@～
＠以下はokinawatimes.co.jp

愛楽園退所者の入院制度についての、山城紀子氏取材・執筆の連載記事。著者はその第１回で顔写真入りで紹介された。

やがて、私は名前も、顔も表に出してハンセン病回復者のことを話すようになった。新聞社の取材も受けて顔写真付きで記事にもなった。記事を読んだ会社の同僚だった人から電話がかかってきたり、近所の人からも応援の声をかけられたりした。子どもたちの温かい心が、私に見えない壁を乗り越えさせた。私は、自分で乗り越えたのではないと思っている。

4　ボランティアガイドの語り

ボランティアガイドとして

あんなにもハンセン病回復者であることがばれるのを怖れ、怖れが怒りにもなっていた私が、今、自ら「私は回復者です」と話している。「カミングアウトした」と話す私に、ある人が「カミングアウトは、異性愛の社会で、『私は同性愛だ』と明らかにすることを意味するんですよ」と教えてくれた。今、よくカミングアウト、と簡単に言っているのとは違って、もっと重要な、抜き差しならない状況を表すと教えられたが、ハンセン病回復者の私にとっては、「回復者だ」と名乗ることはカミングアウト以外の何ものでもなかったと思っている。

現在、私はボランティアガイドとして、沖縄の小学生や中学生、県外の高校生や大学生、先生やそのほかの愛楽園に来る人々に愛楽園を案内している。私は、愛楽園の歴史のことや愛楽園を誕生させた患者たちのリーダーだった青木恵哉のことも話している。私が少年少女舎にいた時には、毎週日曜学校に行かされて、そこで青木恵哉から話を聞いていた。私は教会に行くのが嫌で押し入れの中に隠れたりしたが、そのたびに引きづり出され、しぶしぶ出かけて行った。しかし、話をしている青木恵哉がどんな人だったか知らなかったし、聞き取りにくい声で語る話の内容は難しくてよく分からなかった。

今、園内をガイドする時には、納骨堂の前で、徳島県出身のハンセン病患者だった青木恵哉が瀬戸内海の大島青松園で聖書に出会ったこと、イギリス出身の伝道師ハンナ・リデルによって熊本県に建てられたハンセン病療養所の回春病院に行ったこと、青木恵哉がハンナ・リデルに命じられて沖縄に来たことを話している。私が子どものころ、皆が「青木のタンメー（おじいさん）、青木のタンメー」といっていた青木恵哉が、療養所の無い沖縄に暮らす患者を訪ねて歩いていたことや、迫害される患者たちが安心して暮らせる場所を求めて、密かに、今の愛楽園の北東に３００坪の土地を手にいれていたことを話す。そして、患者たちと集まって住んでいた家を焼かれ

（屋部の焼き討ち事件）、患者たち24～25人と逃れた屋我地大橋すぐ近くのジャルマ島は、風葬が行われていた無人島で真水が出なかったこと、その後、青木恵哉が手に入れていた土地に移り済むようになったことを話すことにしている。納骨堂前で話を聞いている人たちに、「皆さんが今いるここが、青木恵哉たちが移り済んだ土地ですよ」と話し、海のすぐ近くなのに真水が湧き出た井戸を「奇跡の泉」と呼んでいたことや納骨堂横に立っている青木恵哉の碑を紹介している。

愛楽園は、今でこそ国立の療養所になっているけれど、もともとは青木恵哉たち患者が設立した療養所で、１９３７年、沖縄ＭＴＬ相談所（36ページ参照）として建てられた。青木恵哉は祈りと賛美と感謝に満ちた療養所になることを思い描いていたが、翌年、１９３８年に国に移管され、国頭愛楽園として開園してからは強制的に収容された人もいて、青木恵哉が思い描いた療養所にはならなかった。

私は園内を回りながら、開園した後、強制的に収容された人のことや、療養所といったら治療の場所なのに、園の運営が患者に義務付けられていた患者作業で行われていたことを話す。早田壕と呼ばれる沖縄戦直前に突貫工事で掘られた横穴の防空壕では、「働かざる者食うべからず」の園長の声に手足を悪くしている人も作業にかりだされたことを説明する。入所者たちは感覚のない手でつるはしを握りしめて、振り下ろし、掘りだされた土を壕の外に運んだ。貝が堆積する地層の、狭い壕内での作業では、貝殻がカッターの刃のように人々の手足を傷つけた。ハンセン病患者は末梢神経がまひし、痛さを感じにくいので傷を作りやすく悪化させることが多い。そのため、壕掘りをした人の多くが手指や足を痛め、切断した。爆撃で壊滅状態になった愛楽園では、米軍が上陸して爆撃が終わっても体を横たえる建物はなかった。自分で掘っ立て小屋を作ることのできる人は壕を出ていくことができたけれど、そうできない人々は不衛生な壕の中で暮らし続けるしかなかった。多くの人がこの横穴の壕で命を失った。

堕胎された子どもたちが埋葬された東の浜では、入所者たちは結婚と引き換えに断種され、授かった子どもが堕胎され、生まれた子どもが殺されたことを話す。そして、沖縄戦で壊滅状態になった愛楽園を入所者自身が復興させたことを話し、戦後3年目に強制収容された私自身の経験を話すことにしている。

面会所を案内するときには、見学に来た人に中央で仕切られた小さな建物の中に入ってもらい、私が面会に来た父と面会室で会った時のことを話す。私は面会室で話をするたびに、今でも、むらむらと怒りが込みあげてくる。私をかわいがり、家にいた時には、毎朝、私の体を隅から隅まで手で触って斑紋の様子を見ていた父が、面会に来た時には、園の職員に監視されて私の頭をなでることすらできなかった。隔離されていた当時の私は、そういうものだ、仕方ないと思わされてしまっていたけれど、これは「らい予防法」があったからだ。私はらい予防法というものに、止めようのない怒りが、腹のそこから込みあげてくる。

私は話を聞いている子どもたちに、動きが悪くなった後遺症のある手を見せながら、感覚を失った手や足と付き合いながら生活していることも話す。そして、HIV人権ネットワーク沖縄の子どもたちとの出会いを話し、子どもたちに「握手をしましょう」と後遺症で指の曲がった手を差し伸べる。握手をして「おじさんの手は冷たいでしょ?」と聞く。ハンセン病で感覚がなくなった手は冷たい。熊本学園大学で話をしたときにも、いつものように握手をしましょうと手を差し出した。握り返してく

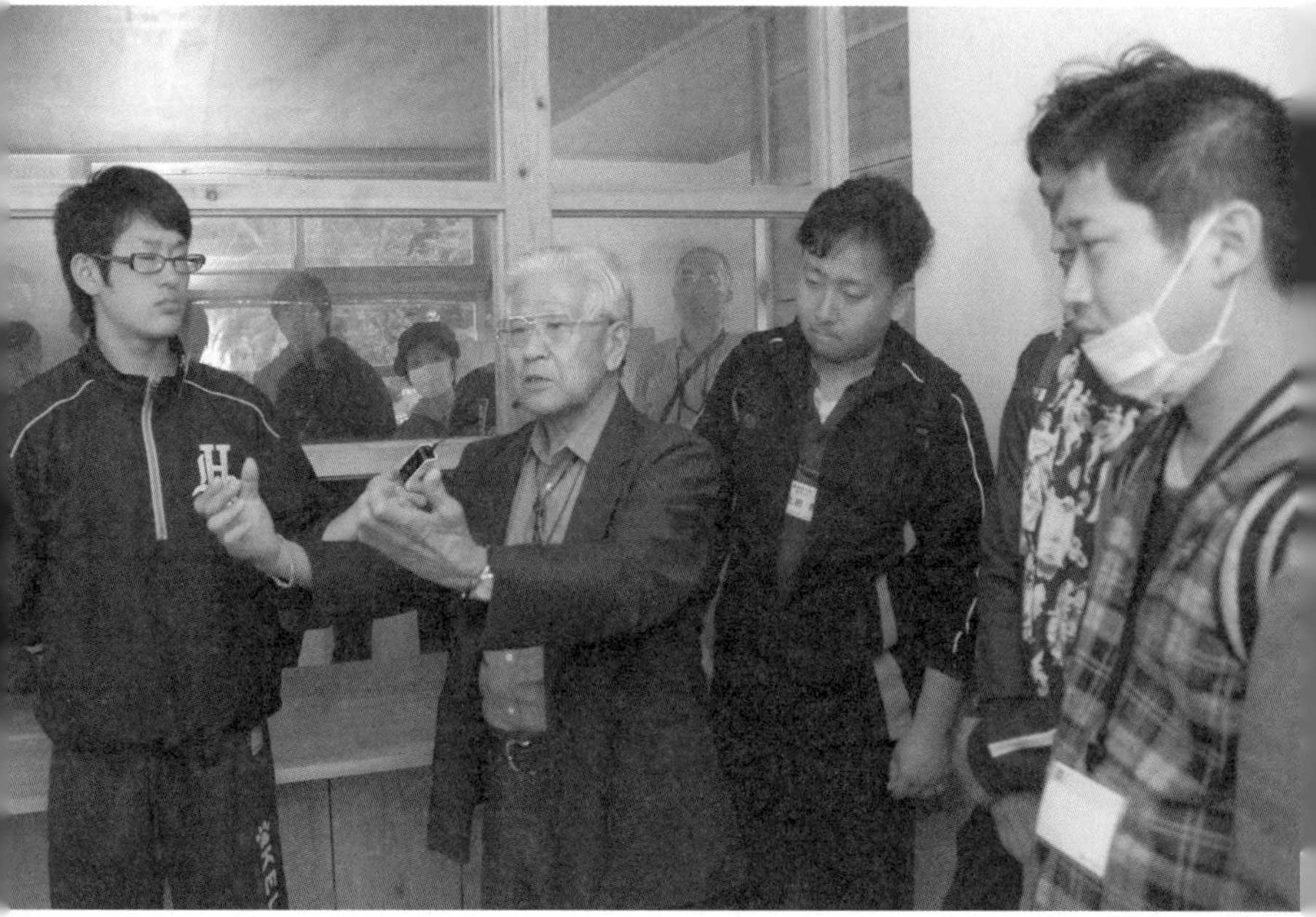

ガラスで仕切られた面会室で当時の様子を見学に来た学生達に説明する（2014 年）

れた女子学生に「手が冷たいでしょ」といったら、彼女は「平良さんの手は暖かい」と答えた。私は「いや、あなたは嘘を言っている。感覚のない私の手は冷たいんですよ」と説明したら、その子は「本当に平良さんの手は暖かいんです」と、ずっと私の手を握りしめた。人の心はどこにあるか見えない。手に取って見ることはできない。だけど、私は確かに子どもたちの温かい心に触れ、子どもたちの温かい心をこの目でしっかりと見た。子どもたちはこの手をしっかりと握りしめた。

２０１１年7月30日、私は退所者の愛楽園入院の第1号となった。それまで私は自己流で足のウラ傷の手当てをしてきたが、足裏の傷は奥まで深くなり、38～39度の高熱を出して、自己流の手当はもう限界だと愛楽園の診察を受けた。私の傷は骨のすぐそばにまで達し、骨髄炎を起こしていた。見てもらうのがもう少し遅ければ足指を切断するところだったが、幸いにも、入院治療をして傷が小さくなって切断を免れた。私は入院して、退所後、初めて本格的な治療を受け、また、これからの手当の仕方も教えてもらった。今は一月に一度、愛楽園で診察を受けている。

裁判後に退所した人々も後遺症の治療が必要な人が多い。また、誰にも相談できず、家族にも後遺症のことを隠している人もいる。退所者が療養所で治療ができるようになったのは愛楽園から全国の療養所へ広がっていった。これは、退所者も入所者と同じように後遺症の治療を療養所でできるようにして欲しいという、全国退所者連絡協議会の主張が認められたことだと思っている。

しかし、一般医療機関に入院した時には、以前の隠れて過ごしているときから何一つ変わることはできなかった。足のウラ傷は、悪化させないように毎日手入れしなければならないけれど、他の患者さんと同じ病室のベッドの上で、靴下を脱いで手入れをすることができなかった。靴下を脱いでくつろぐこともできなかった。ベッドの上に寝たままだと、くるぶしに傷を作ってしまうけれど、それを医者たちに話すこともできなかった。「カミングアウトしたなんて偉そうに言っているけど、結局はこんなんじゃないか」と病院のベッドの上で落ち込んでしまった。その時、手入れをしない足のキズが悪化し、どうにもならなくなって「実はハンセン病の回復者で」と医者に話したら、看護師の一人が「わかっていたさぁ、でも、言えんかったさ」といった。

２年後、再び入院することになった時に、今度は、最初から医者にハンセン病の後遺症で毎日の足の手入れが必要であることを伝えた。私は靴下を脱ぎ、初めて入院中のベッドの上でくつろぐことができた。看護師たちは私が足の手入れをするのを見に来て、自分にやらせてくれとも言った。私は「自分の方がうまいんだ」と看護師相手に軽口をたたくこともできた。

私が顔や名前を出して取材を受けるようになって、孫たちも私がハンセン病の回復者で愛楽園からの退所者であることを知るようになった。高校生だった孫は先生に「これは自分のじいちゃんだ」と自慢し、私がボランティアガイドをしていることや、全国の退所者の代表として厚生省に行ったりすることに興味を持ち出した。アメリカにいる孫はハンセン病について調べて大学で発表をし、日本に来た時には一緒に愛楽園交流会館の展示を見に行った。私は交流会館の展示場を回りながら、電子辞書を片手に片言の日本語を話す孫に、自分が子ども時代に暮らした愛楽園のことを説明した。孫たちは「じいじ、すごいことしているんだね」と退所者の私のことを理解し応援してくれている。

久米島で退所者の話をする

私はずっと、島の人が9歳の自分を追い出したと思ってきた。しかし、ボランティアガイドを続ける中で「らい予防法」のことを考え、話をするようになって、島の人も予防法があったから、ハンセン病にかかった私を追いだすようにしたんだ、と思うようになった。

久米島の民生委員は長い間、毎年、愛楽園に慰問に来ていた。民生委員は久米島から本島に出ている高齢の人に敬老の祝い金を届けに回り、その一環で、愛楽園に入所している人にも祝い金を届けに来ていた。毎年訪問に来る民生委員に愛楽園にあった久米島の郷友会の入所者から「民生委員が久米島から毎年挨拶に来て、入所者の中には島のことを忘れようと忘れようとしているのに、思い出して辛いという声がある。挨拶だけではなく、ちゃんと交流することを考えてほしい」と要望が出された。その後、久米島の集落の人たちと久米島出身の入所者と、一年ごとに行ったり来たりして、一緒にゲートボールをしたりカラオケをして交流してきた。入所者が島に行く時には、園のバスがフェリーで運ばれて、ゲートボールをした後には島の人と一緒にバスで島の名所めぐりもした。愛楽園の歯科医が一緒に行ったり、園長が一緒に行って島で講演会をしたこともある。

この交流会は一部の集落だけで行われたものだったし、交流に参加していた人たちも皆高齢になって、交流会は行われなくなったが、今でも、久米島の民生委員は研修で愛楽園を訪ねてくる。私は、愛楽園を訪れた久米島の民生委員一行に、9歳のときに久米島から収容されて愛楽園に来たことや父親が面会に来た時の面会室の様子を話した。そして、園内を案内しながら、「島の人も、『らい予防法』があったから、私たちを追い出すことになってしまったんです。このことを、島の人達に伝えたいと思っています」と語りかけた。島の人々の中には、自分たちがハンセン病患者を島から追い出したと加害の負い目を持っている人もいるだろう。その人たちにも、予防法があったから、追い出すことになったんだと伝えたかった。

しかし、私が出身地である久米島で話したら、その地で暮らす姉妹たちや甥や姪たちが「病者」の身内として噂になってしまうのではないか、また、島で隠れるように暮らしている退所者たちにとっては、私が話すことで、回復者として表立って語られてしまうという恐れを持ってしまうのではないか、その家族たちは、と思いをめぐらした。悩んだ末に、私は妹や甥に「ハンセン病で愛楽園に収容されたことを久米島で話をしたいんだけど」と伝えた。甥たちは「話したらいいさ。聞きに行くよ」と答えた。私は甥たちが応援してくれるのを心強く思い、なにより、かつての自分と同じように隠れている退所者たちにも、子どもたちの温かい心の存在を伝えたいと思った。「気がついたらボランティアガイドをしている」私を生み出した子どもたちの温かい心を知ってほしいと思い、ＨＩＶ人権ネットワーク沖縄の芝居「光の扉をあけて」を久米島でも見てほしいと思った。

２０１５年６月、ゆうな協会の依頼を受けて、私は久米島で自分の経験を話すことになった。会場には姉や妹、甥たちも話を聞きに来た。中学校の生徒も総合学習で来ていた。そこでＨＩＶ人権ネットワーク沖縄で出会った先生に再会した。私は会場となった具志川農村環境改善センターのホールで、９歳のときに久米島から愛楽園に収容されたこと、予防法のこと、退所して隠れて暮していたこと、子どもたちからもらった暖かい心のことを話した。そして、多くの退所者が、まだ、息をひそめて隠れるように生きていることを話した。また、ハンセン病の後遺症のことも、感覚のない手で物をもつと握りの力加減が分からなくて、紙コップを握りつぶしたり、紙パックの飲み物をストローから飛び出させてしまうことを実演しながら説明した。そして不自由を補う工夫も紹介した。指が動きにくいと簡単にボタンをかけることができず、特にトイレなどでは焦って困ってしまう。指がうまく動かなくても、棒の先に丸い輪っかを取り付け、輪っかをボタンにひっかけて引っ張れば簡単にボタンをかけることができる。自作のボタンかけの道具を使って見せながら、ポケットに入れて持ち運びがしやすいように短く切ったボールペンの先に輪っかをつけていることを紹介した。学校に戻る生徒たちに「追い込まれて落ち込んだらダメ。どう生きるかと考えて下さい」と伝えた。

後日、この時の話をテーマに書いた中学生・吉田宣開《せんかい》さんの作文が、人権週間の作文の久米島代表になって、沖縄県の大会に出た。宣開さんは書いた作文を私に送ってくれて久米島町の代表になったことを教えてくれた。私も県の大会会場に出かけていったが、私の話をしっかりと受けとめ、考えて作文に書いてくれたことが嬉しかった。翌２０１６年12月、久米島で「光の扉をあけて」の公演が行われ、私も裁判のシーンに登場した。

5　子どもたちの思いを知る

私は子どもたちにハンセン病のことはほとんど話してこなかった。子どもたちも何も聞いてこなかった。だから、子どもたちは私が新聞やテレビの取材を受けるようになって、父親の私のことを知ることになった。私がボランティアガイドをしてあちこちで話をするようになった姿を見て、子どもたちも少しずつ、私が再発して家を離れていたり、また、家に戻っていたことを話すようになった。子どもたちと話しをするようになって、私は子どもたちが、父親が愛楽園に行って家を離れていたことどう思っていたか、また、母親を失ったことをどのように受け止めていたかを少しずつ知るようになった。

春美さん（二女　2017年4月インタビュー時53歳）

子ども時代、ハンセン病について聞いたり話たりしたことはほとんど記憶がない。だれからもなかった。聞くようになったのは最近です。多分母は、長女には話していたと思うけど…。姉は母に連れられて愛楽園にも行ったことがあるように記憶してる。小さい時から他の家とは違うという感じはあった。父親は家にいないことが多いし、いる時でも妙にコソコソしているし……。私の記憶の中では（父は）いつもヤンバルに行っていた。それなのにそのことを聞いてはいけない、という雰囲気があって聞けなかった。無意識のうちにも父は月にいっぺんヤンバルから帰ってくる人、という感じだった。母方のおばさんたちとの交流はあったけれど、近所の人たちとのつきあいもなく育った。母親が精神的におかしくなった時、心の中で思ったことは「逃れたい」ということだった。逃れたいけど逃れられない、という日々の中で母が死んだ時、この生活から逃れられるのではないかと思った。

母の異変は、夜一人台所で泣いているというようなことから始まった。ひどくなってからは行動がおかしくなった。自転車に乗って畑に落ちたことがあったし、電話を差し込み口から外したこともあった。その頃から包丁などの刃物は隠すようになった。食事も作らなくなり、長女と私で交互に作り、家事をするようになった。買い物、洗濯、下がまだ幼稚園だったからその世話。終わりが見えない、という思いだった。下の弟たちは母の記憶がない。だから可哀そう、というけれど、私は違うと思う。病んでいた時の母の記憶、母の嫌な時期をいっぱい見ているので母に対して感情がない、というよりも（母のような）母になりたくない、と思ったし、自分が子どもの時に（母に）やって欲しいと思っていた母親になりたいと思った。父のカミングアウトはネットで見た。私たち子供に向かってしゃべってはいない。そういうことだったんだ、と。だから母がおかしくなったんだ、と。あの頃を見つめなおすのが嫌だという気持ちがあるけれど、納得するものがあった。私よりももっと責任の重かった姉はうんと溜め込んだ気持ちがあると思う。あの頃のことを今も消化しきれてないと思う。一人で抱えているはず。

母親のおかしさがコントロールできない時に父は（母を）暴力で押さえていた。私は暴力でしか押さえられないから仕方がないと思っていたけど、姉は「お母さんが可哀そう」と。辛い時期だった。兄弟だれもよくもまあ、道を外さなかったと思う。父のカミングアウトと活動。応援しています。父のやるべきことだと思う。

仁一さん（長男　2017年6月インタビュー時51歳）

お父さんが再発して愛楽園にいた時、自分たち子どもには何も言わないから、はっきり分かっていたわけではないけれど、お父さんは山原にいると思っていた。名護の植物園で働いているといわれた記憶はないけれど、言われてみれば確かに家にはオオタニワタリとか色々な植物があった。愛楽園のことはお母さんと写真を見ていたことがあるし、小さい時に家族で行って遊んだ記憶もある。お父さんと仲のいい人のところに遊びに行ってかわいがってもらった。だから、小学校の低学年のときには、家にいないお父さんは愛楽園にいると分かっていたのではないかと思う。ハンセン病が何かはっきりしたことが分かっていたわけではないけれど、何となく、お父さんはハンセン病なんだと思っていた。中学か高校か、そのころに「自分もハンセン病にうつっているんじゃないか」と頭によぎったことがある。だからといって、どうしたというわけではないけれど……。

お父さんが愛楽園に行って、お母さんは一人で5人の子どもをかかえて大変だったはず。バスに乗って子どもたちにお祭りを見せに連れて行ったり、お母さんはお父さんの役割も強かった。両親の間で、子どもたちをああしたい、こうしたいと話していたのかもしれない。小学校の低学年のころは、お父さんと一緒に遊びたいと思ってキャッチボールをしたこともあるけど、自分たち子どもは兄弟たちが一緒にいたし、お母さんの妹がすぐ近くにいて、従妹たちと家族のように遊んでいて、それなりに楽しく過ごして特別に淋しいと思ったことはなかった。お米が無くなってしまったりすると、母の妹のところに借りに行って、母親の兄弟がみんな助け合っていた。

だから、お母さんの具合がだんだん悪くなって、入院したり、亡くなったことが一番大きなことだった。お母さんの具合が悪くなって、お父さんが家にいるようになって、夜タクシーに乗ってご飯作ったり家事もしていた。お母さんは疲れ切った表情になっていて、最期、子どもたちの側で亡くなって、お母さんは子どもたちの側にいたかったんだと思う。僕は中学に上がる時に母親を亡くしているから一緒に暮らした記憶もあるけど、下の弟は小さかったから、母親の記憶もない。自分が子どもを持って、今、考えるのは、お父さんが愛楽園に行かずにずっと家にいることができたら、お母さんも亡くなることはなくて、今ごろはおじいちゃん、おばあちゃんふたりして孫と一緒にいたんだろうなってこと。

「子どもたちには淋しい思いをさせてきた」というお父さんは、家族と離されて本当に淋しかったんだと思う。子どものころに親から引き離されて愛楽園に連れて行かれて、親になったら、今度は、自分が愛楽園に連れて行かれた年頃の子どもたちを家に置いて、愛楽園に行かなければならなかった。

お父さんは取材を受けて新聞やテレビに出る時に、こういうことで取材をうけたから、と連絡してくるぐらいで、裁判のこともボランティアガイドのことも自分たちには一言も話さないから、他の人と同じで新聞やニュースで知った。ボランティアガイドも退所者としての活動も、自分がやらなければと思ってやっているし、子どもとしても誰かがやらなければならないと思っている。妻や子どもたちにはお父さんのハンセン病のことを何も言わないできたけれど、妻も「自分（お父さん）がやらなければ」と応援しているし、子どもが（お父さんにとっては孫）が興味を示し、周りが興味を持ちだした。

直子さん（三女　2017年5月インタビュー時48歳）

お母さんが亡くなったのは小学校4年生になる始業式の日。2段ベッドの上にお兄さんが寝ていて、下に自分と弟が寝ていた。夜勤のお父さんが外で「戸を開けて」と言っている声が聞こえて目が覚めた。お母さんがベッドにもたれて座っているように見えたから「お母さんお母さん、お父さんがカギ開けてといってるよ」とゆすったけど、動かないからベッドを出て戸を開けに行った。だから、お父さんより先にお母さんを見ている。お父さんは覚えていないみたいだけど。

お父さんは愛楽園に行く時、私を車に乗せて連れて行くことがあった。私にとってはドライブだったけれど、正門横には守衛室があって、ゲートを通る時には「体を伏せろ」といわれて、子どもが乗っているのが分からないようにした。愛楽園ではお父さんの治療が終わるまで、海で遊んだり、お父さんの仲良い人のところで遊んで待っていた。お店をやっているお父さんの知り合いのところに連れて行ってもらった時に、「どういう知り合い？」と聞いたことがあるけれど、お父さんは言葉を濁して答えなかった。愛楽園の人なんだなとは思っていた。お父さんには「愛楽園のことは言わないほうがいい。周りが変なこというから」といわれていた。

子どもが小さかった時、「おじいちゃんの手の指はなぜ曲がってるの」と聞いてきたけど、私はそれに答えることができなかった。お父さんは隠していたいんだなと思って、だから聞いてはいけないと思っていた。「おばあちゃんはなぜいないの」と聞かれたのにも話をすることができなかった。

お父さんがハンセン病にかかっていたことや愛楽園にいたことをあちこちで話すようになって、私も「お父さんがこんなに話しているんだから、話してもいいかな」と思うようになって、兄弟で話すようにもなった。話すようになって、あの時、私はお母さんがいなくなって甘える人がいなくなって淋しくてたまらなかったけれど、年の離れたお姉さんは「これで終わった」とほっとしたって。これは、悲しいですよね。悲しいけれど、大きかったお姉さん達は本当に大変だったんだろうな、と思うんです。お母さんが危ないって包丁隠したり、お母さん一人でどこか行ってしまったり。お姉さんは下の兄弟の世話もしていたから。

お父さんが外で話すようになって、子どもにおじいちゃんのことを隠しているのは子どもに失礼かなと思うようになった。隠しているのはお父さんにも悪いと思って、お父さんがハンセン病で愛楽園にいたことを子どもに話した。私も知りたかったし、子どもも話してもらうのを待っていた。お母さんの死についても話した。子どもはおばあちゃんの話を聞くとわたしが悲しそうな顔をするから聞けなかったと言っていた。おじいちゃんとおばあちゃんのことを知った子どもは大学でハンセン病のこと調べて発表した。私もハンセン病や愛楽園のことを知りたくて、ガイド講座について行ったりした。

有辞さん（二男　2017年8月インタビュー時46歳）

自分には小さいころの記憶がないんですよ。一つだけ覚えているのが、幼稚園の時に上間に引っ越して、その時に、学校の行き返りの道を覚えなければならないからって、兄弟5人そろってみんなで小学校に行く道を歩いて、その後、初めて幼稚園に行った日に一人で家に帰って来たら、お母さんが「一人で帰って来たの」って。「よく帰ってきた」って驚いて迎えてくれたこと。幼稚園の子どもの足で20分か30分かかるくらいの距離だったかな。お母さんは洗濯物を干していたか、そんな感じで。

小さいころにお母さんが家にいたときのこととか、お母さんが亡くなったことかは姉たちから聞いて。学校で、母の日にお母さんの顔を描きましょう、というのがあると、写真を見て描いたりしていた。家ではお父さんがご飯を作って、兄弟で家事の分担をして、僕は洗濯物を畳んだりした。高校では部活やらずにアルバイト。

母が亡くなったのが小学校2年生に上がる始業式の日だったから、その年になっていたら、いろんなことを覚えているはずと思うけれど、記憶がない。兄や姉たちには、お母さんがいた時の思い出がいろいろある。すぐ上の姉は2つ年上だけなんだけれど、よく覚えている。だけど、自分にはお母さんのことも家族で過ごしていたころのことも記憶がない。これまで、小さいころの記憶がないことを何も思わずにきたけれど、今から考えれば、お母さんが自分たちのすぐ側で亡くなったことが耐えられなくて、記憶をなくしたのかなって。普通ではないなって。

お父さんに愛楽園はどういうところかと聞いたことがなくて、何なのか知らなかった。愛楽園といったら、時々、お父さんがドライブに連れて行ってくれるところで、お父さんと仲のいい「山原のおじさん、おばさん」がいるところと思っていた。会社の先輩から聞いて愛楽園がハンセン病の療養所だと知ったのではないかな。知らなかったというか、病気がどうのこうのというのではなくて、聞いたらいけないと思っていたというか……、お父さんの病気のことも兄弟で話したことはなくて、家で熱コブを出して寝込んだとか、何かの治療をしているとか、見たり聞いたりしたこともない……記憶がない。

子どものころにお父さんに傷の跡を「これ、なに?」と聞いたら、「戦争で受けた傷の跡だよ」と答えていた。お父さんは今は後遺症の裏傷の手当てをするのをる隠していない、というけれど、自分は、今も、傷の手当てをしている姿を見たことがない。一緒に暮らしている訳じゃないからだけど。

お父さんが「カミングアウト」したというのも、新聞で知った。

私は子どもたちに淋しい思いばかりさせてきたと思ってきた。子どもたちが小さいころに私は家を離れることになり、さらに子どもたちは母親まで失うことになってしまった。子どもたちは当たり前に母親や父親のことを話すことができず、おばあちゃんやおじいちゃんの話を孫たちに話すこともできなかった。予防法の被害は本人だけではない。自分の一番の理解者で、支えてくれた健常者の配偶者の命を奪い、子どもたちの心にも傷を負わせた、深い闇をかかえさせてしまった。社会を守ることを名目に、誰かを、弱者を犠牲にすることは、二度と繰り返さないでほしい。

寄稿

仁雄さんを語る

仁雄さんとの出会い

ハンセン病国賠訴訟が始まった翌年の１９９９年、南静園の松村健一さんから退所者に裁判の話をしてくれと話があり、出向いたゆうな協会の２階に仁雄さんもいた。その質疑応答の時に、この人は他の人と少し違うと感じたのが仁雄さんとの出会いである。

２００１年、裁判が結審し判決が確定した後、統一交渉団はハンセン病問題基本法を作るために全国一斉に署名活動を始めた。それに呼応して沖縄でも各地で活動が行われ、那覇の国際通り真ん中のテンブス館前でも、新法制定の１００万人署名活動を呼びかけた。マイクを握って話しをしていた私が　交替しようと退所者にマイクを渡そうとしても、みな逃げていったので、隣にいた仁雄さんに「代表して喋りなさい」

と無理矢理マイクを渡した。仁雄さんは「私は退所者です」と話し始めた。日頃考えていたのでしょうか。ハンセン病に対する偏見差別問題を始め、退所者の置かれている現状をすらすらと話した。私はこのように退所者の話をする姿を初めて見た。話し終わってから、「退所者だ」と初めて公にしたと仁雄さんから聞いた。

その後、ＨＩＶ人権ネットワーク沖縄が主催する、「光の扉を開けて」の劇の練習と保護者への公開リハーサルが首里公民館で開催された。隣に座っていた仁雄さんは、劇の後半、追想している舞台上の光景に涙を流していた。そこから、仁雄さんは各公演に参加して全国を飛びまわっている。

沖縄愛楽園ボランティアガイド養成講座第一回受講した仁雄さんは、愛楽園に来園されるみなさんの案内を精力的に行っている。今ではガイドの指名が入るようになった。みなさんも仁雄さんのガイドを一度聞いて下さい。

金城雅春（沖縄愛楽園自治会会長）

次代を開く人

仁雄さんはかっこいい人です。中でもぐっときたのはＨＩＶ人権ネットワーク沖縄の若者たちが演ずる演劇に仁雄さんをお連れした時のことです。演ずる子らは純粋に「差別・偏見をなくしたい」という一心で取り組んでいて、中には不登校だったり児童養護施設で暮らしていたりと、生活の中で人権問題に立ち向かっている子もいます。

仁雄さんは、そのような子らの演技をじっと見ていられました。そして演劇が終了すると舞台にあがり、マイクを手に「私はハンセン病回復者です」と初めて人前でおっしゃったのです。私は微動だにできませんでした。これほど神々しい瞬間があるでしょうか。

劇中にも出てくる明石海人の短歌「深海に生きる魚族のように自らが燃えなければどこにも光はない」。仁雄さんは正にその短歌の姿を若者たちに示してくれました。生きづらさを感じている子らの心には、常に仁雄さんがいます。ハンセン病回復者が虐げられた上で手にした果実を、彼らは受け取ったのです。この連鎖が幾世代にも続く先に「差別・偏見のない世界」が開けるのでしょう。

きっとその世界では仁雄さんを筆頭に、ハンセン病回復者の名は英雄として語られていることを予言しておきます。

宜寿次政江（ＨＩＶ人権ネットワーク沖縄）

「あんまりハンセン、ハンセンって言うなよ〜」

２００３年頃、「ハンセン問題ネットワーク沖縄」（略称：ハネット）が主催する映画の上映会で、退所者の会として手伝いに来てくれた仁雄さんから受けた注意の言葉である。そうは言いながらも、当時からハネットが主催するハンセン病問題の講演会や映画会などには必ず協力してくれた。そしてついには共同代表（２００９年〜）も引き受けていただき、ハネットの活動を退所者としてリードしていただいている。

ハネットは国賠訴訟後の２００２年に結成されたハンセン病問題に取り組む市民団体で、「ハンセン病隔離政策の過ちの歴史に学び、ハンセン病差別の解決とあらゆる差別のない共生社会の実現を目指す」取り組みをしてきた。

本書には彼自身の変化が記されているが、その変り様は凄まじく、またすばらしい。家族や社会と「共に生きる」ことを奪われてきた自身の経験を包み隠さず〝怒り〟を込めて語る一方で、今ハンセン病回復者として様々な人との出遇いを〝生きき〟と楽しんでおられる。

私は仁雄さんの変わっていく姿に接し、ハネットが掲げる「共生」とは、いろんな人と素直に出遇えるということだと思っている。そんな退所者・平良仁雄に出遇えたことは、私の人生の有り難いことの一つだ。

長谷暢（ハンセン病問題ネットワーク沖縄事務局、東本願寺沖縄別院僧侶）

ガイド講座のはじまり

沖縄愛楽園自治会とハンセン病問題ネットワーク沖縄の共催で沖縄愛楽園ボランティアガイド養成講座（以下、養成講座）が始まったのは、２００８年。多くの市民がボランティア調査員として参画し、２００２年から行われた聞き取り調査事業が、２００６年の『沖縄県ハンセン病証言集　資料編』、２００７年の『同　沖縄愛楽園編』（以下、『証言集』）刊行によって、一つの区切りを迎えようとしていた時期にあたる。

沖縄愛楽園自治会には、『証言集』刊行後の事業として資料館準備室設置構想もあったが、園内の事情が整わず、愛楽園内に設置されていた『証言集』編集事務局は閉鎖される運びとなっていた。

養成講座は、『証言集』により集められた史資料や証言を活用し、在園者の高齢化により次第に難しくなっていた園内ガイドの新しい担い手を育成すると同時に、『証言集』編集事業でつくられた愛楽園への市民の流れを途絶えさせないための方途でもあった。

当時、明確に意識していたわけではなかったが、講座の受講対象者として非体験者を想定していたように思う。平良仁雄さんの第一期講座受講はある意味想定外であったが、うれしい誤算となった。平良仁雄さんのガイドはたくさんの人に大きな影響を与えている。

辻　央（沖縄愛楽園交流会館学芸員）

闘い続ける人

学生たちは本当に正直だな、と感じる。仁雄さんには毎年、大学の授業でご自身の体験を語っていただくが、眠そうな顔をして5限目の授業に来た学生たちが、90分後には違う表情で教室を後にする。

「理解したつもりでいました。でも、何もわかっていなかったのだとわかりました」とは、多くの学生の感想である。幼いころからの写真をプロジェクターで映し、生い立ちを語る。愛楽園内の遺跡や施設も見せながら即席の〝園内ガイド〟もする。人生を狂わせたらい予防法への怒り、人生を劇的に変えた子どもたちとの出会いの感動は、身振り手振りを交えて仁雄さんの全身で語られる。学生はそれを、全身で受け止めようと、仁雄さんに向き合う。

学生たちは、ハンセン病体験を語る人という理解をこえて、今ここで、まだ、闘い続けている人を目の当たりにする。そして、その存在を知らずに今日まで生きてきた自分に気付く。仁雄さんが多くの出会いの中で変わっていったように、学生も仁雄さんとの出会いで心動かされ、変わる。仁雄さんは、たった一度の人生をどう生き抜くかという簡単ではない問いを突き付け、そこに立ち向かい切り拓く勇気を、学生たちに与えているのだと思う。

吉川由紀（沖縄国際大学非常勤講師）

おわりに

愛楽園の10万坪の土地には隔離政策で強制的に閉じ込められて生きていた人たちの苦しみの涙が埋まっている。私は、「らい予防法」で隔離された私たちがどのように生きなければならなかったかを知って欲しいと思ってガイドをしている。そして、隔離された私たちの家族がどのような状況で、どのような思いで暮らしてきたのか、「らい予防法」が家族の暮らしを壊し、家族の命すら奪ったことを分かって欲しいと願っている。

私は長い間、ハンセン病回復者であることが人に知られることを怖れ、隠れるように暮らしてきた。「らい予防法」が廃止されても私の心の傷が癒えることはなかった。10年前、ＨＩＶ人権ネットワーク沖縄の子どもたちと出会い、私は子どもたちの温かい心に触れた。子どもたちの温かい心が、私を、ボランティアガイドをしている平良仁雄に変えた。この子どもたちに出会わなかったら、私は今でも愛楽園にいたことがバレないように、ビクビクして隠れて暮らしていたはずだ。
私は体が動く限り今後もガイドを続けたい。一生をささげて悔いはない。人権や平和に関する啓発活動を続け、子どもたちとの出会いを次の世代へ伝えていきたい。

2018年4月　平良 仁雄

解説

「隠さずに生きる」までに

山城紀子

メモ取りに嫌悪感

平良仁雄さん（以後仁雄さん）に最初にお会いしたのは2005年頃だったと記憶している。愛楽園を退所した人たちの集まりがあると聞いて、那覇市古波蔵の㈶沖縄県ゆうな協会（ハンセン病の正しい知識の普及や回復者の更生援護に関する国や県の施策に協力することを目的にしている組織）で行われていた「親睦模合」の場に参加した。連れて行ってくれた友人は、「30年ほど新聞記者をしていた人」であることや「現在はフリーランスの物書きをしている」というような紹介をしてくれた。模合の参加者は少なくともハンセン病問題に関心を持っていて、ハンセン病問題の啓発活動などに意識的に関わっている人とはフランクに交流してくれる、と聞いていた。しかし、「新聞記者」という職業や現在もフリーの「物書き」という言葉が神経に触ったのだろうか。明らかにその場に来たことに嫌悪感を見せる人もいた。

その一人が仁雄さんであった。ちょっとでも気になる言葉や様子があると職業的な癖で、メモをとるのだが、仁雄さんは私のメモを取る様子に明らかに苛立ちを見せた。ハンセン病問題の勉強会や集まりにはその当時からよく参加されていたが、「取材お断り」ということは言葉に出すまでもなく、体全体で表現していた。万が一（取材対象にされて）何か書かれることがあっては大変だという用心をひと時も忘れない人のように見えた。

市民学会で専門医に見せた不信感

一方で、仁雄さんはハンセン病問題について、知り合った頃から知りたい、学びたいという気持ちを強く持っていることも伝わってきた。県内外で開かれるハンセン病問題の集会やセミナーにも積極的に参加していて、顔を合わせることが多くなった。その当時の印象深い仁雄さんのエピソードをひとつ紹介したい。２００７年、群馬県で開かれた第3回ハンセン病市民学会で仁雄さんは当事者として登壇し、自らの体験を語った。同市民学会は国の隔離政策の過ちを認めた熊本地裁判決を風化させないため、ハンセン病問題の検証や回復者の支援などに取り組もうと05年から毎年5月に開催されていて、全国各地から回復者や家族、支援者があつまる集会である。

仁雄さんは小学校にあがるころ発症したこと。女兄弟の中のただ一人の男児として父親から特別に大事にされていたことや父親が発症をひどく気にかけて毎日のように体をチェックしていたこと。そしていよいよ強制収容されることになり、島の人の目に触れないように、早朝クバ笠で顔が隠れるようにされ、いつも通る道ではない裏道を通って海岸までたどりつき船で久米島を離れたことなどを語った。過去の話だけではなかった。登壇した当時、悩んでいた「裏傷」のことも語った。裏傷とは正式な名称ではないが、ハンセン病のために知覚まひが生じ、熱い、痛い、かゆいなどの皮膚の感覚がなくなる。そのためけがや火傷をするようになったり、そのことが原因で骨髄炎になることもある。そういう傷の総称を、ハンセン病という「本病」に対して「裏傷」と呼びならわされている。仁雄さんもたびたび足の底に傷を作るが、ずっと自己流の手当てを続けてきた。「きちんとした治療をしたくても一般の医療施設に行くことができないので今も不自由で苦しい問題を抱えている」というようなことを話した。

それに対して会場にいたハンセン病の専門医から反論が出た。「一歩踏み出すべきです」と。医師の言い分は、ハンセン病そのものは治っていても、後遺症で悩んでいる人は少なくない。しかし、現代の若い医療者はハンセン病を知る機会がない。「あなたたちが行かないことで医師もハンセン病のことを知らないままでいる」と指摘し、それは回復者、医師の双方にとってよくない、と述べた。壇上の仁雄さんは医師の言葉にいよいよ怒った。そう見えた。「あなたは医師だからそう言うけれど…患者だった者の気持ちはわからないと思う」と拒否の態度を示した。

ハンセン病の問題を知り、理解してくれる人の中では、話すことができても、ハンセン病を知らない人の前で知られることは何としても嫌だ、という気持ちが伝わってきた。

ガイド講座で「らい予防法」を学ぶ

仁雄さんと頻繁に顔を会わすようになったのは「愛楽園ガイド講座」がきっかけだと思う。同講座は愛楽園自治会がハンセン病問題ネットワーク沖縄（通称ハネット）の協力を得て愛楽園の歴史を学び、入所者の心を理解し、愛楽園のことを人々に紹介できる、いわばサポーターを募るという企画だった。第1回目は2008年。約40名が受講した。受講生の一人が仁雄さんで、私も一受講者だった。月1回で3か月、1

回の講座は午後の半日を費やして「愛楽園の沖縄戦」、「入所者の講話」、「園内フィールドワーク（水タンク、学校跡、早田壕、愛楽園発祥の地、面会室など）」などと3つのテーマ設定を学ぶしくみになっていた。9つの講座を受講して終了となった。講座は単に学ぶ、という目的ではとどまらず、園内ガイド、という実践的目標も掲げていた。というのは、ハンセン病違憲国賠訴訟以後、人権・平和・福祉の学びの場として愛楽園に多くの人が訪れるようになった。それまでは自治会が主になって園内案内をしていたが、入所者の平均年齢が80になろうとする状況にあって継続が難しい、という問題を抱えていたのである。

講座終了後も引き続き、自主的な勉強会が行われるようになった。ガイドの実践に向けて、「まだまだ不安」「まだまだ不十分」の声が相次いだ。講座も勉強会でも最も熱心な参加者が仁雄さんだった。開始1時間以上も前に来て始まるのを待った。実際に園内をフィールドしながらのガイドの練習には誰よりも果敢に挑戦し、実践に移していった。ガイドにも仁雄さんならではのこだわりをいくつも持っていた。ひとつは「当事者ならではの気持ち」である。原稿に書いた文などを読むことはできない、と仁雄さんは言った。「心に突き上げてくるものをしゃべりたいし、伝えたい」からだ。9歳の時、無理やり家族から引き離され、故郷の久米島から愛楽園に入所させられた60数年前のおもい、まるで刑務所の受刑者のようにしきりを隔てて父親と面会室で久しぶりに会った時の無念。目の前の父親の手も触れられなかった気の遠くなるような距離。自らがいた場所が有菌地帯と呼ばれ、職員の宿舎があった場所が無菌地帯と呼ばれていたことやそれに準じた扱われ方の記憶…。

どれだけガイドをこなしても、仁雄さんはそのつど始める前の気持ちの準備が必要だとして、ガイドの始まる1時間前には愛楽園に着くようにしている。自らのガイドに必要な写真やかつての愛楽園の状況を描いた資料や写真をスクラップし、常に持ち歩き、ガイドの「道具」としてしっかり使いこなしている。今や愛楽園のボランティアガイドの顔である。ぜひ、仁雄さんにガイドをして欲しい、というリクエストも増えている。仁雄さんもまた、ガイドを「生きがい」と言い切るようになった。2010年、私は連載していた雑誌「世界」のコラムで「『隠さずに生きる』仁雄さんの愛楽園ガイド」と題したコラムを書いた（10年7月号）。文字通り、名前も顔も出して新聞やテレビの取材にも応じ、自らの愛楽園での体験を基にガイドをするようになった仁雄さんを書かせてもらった。

その頃の仁雄さんの印象深いエピソードをひとつ。仁雄さんの講話を聞いていたその後で、「山城さん、どうして今日はメモを取らなかったの？　あなたがメモをとらないとなんだか無視されているような気がするなあ」とぼやいた。「自分のことを絶対に書かないように」「間違っても名前を明らかにすることがないように」と念押ししていた仁雄さんの「書いて欲しい」というメッセージだと受け止め、感慨深く思った。

自己の肯定と再生

仁雄さんはガイドの実践を通して「ハンセン病」問題を語るのではなく、ハンセン病を生きた自身の人生とハンセン病問題を重ねて語る「語り部」となった。講話やガイドを通して多くの人と出会い、ハンセン病であった当事者として、「ハンセン病」を知らない若い人たちに伝えたい、過酷な歴史を知って欲しい、という気持ちが抑え難く膨れていったのだろうと思う。公然と顔を出し、名前を名乗って回復者の立場からハンセン病を語るようになった。その理由として、仁雄さんの言葉を借りれば「子どもたちの温かい心に触れたから」というのがそのひとつ。子どもたちとはHIV人権ネットワークが県内外で公演を重ねている「光の扉を開けて」という演劇に参加している子どもたちのことである。内容は、ハンセン病やエイズにまつわる差別や偏見を乗り越え、共に生きて行こうというもので、県内の中高校生ら若者を中心に2004年の初演から14年経った現在も出演者が交替しながら演じられている。仁雄さんがこの公演を見たのはガイド講座を受講する直前。以来、演じる子どもたちに打たれた、と言い、「温かい心に触れて」カムアウトができるようになったのだと話す。現在では、仁雄さんも舞台に上がり、劇中でハンセン病回復者」として面会室での父親とのエピソードなどを語り、「偏見や差別をなくして欲しい。なくそう！」と呼びかけたりしている。

もうひとつは「らい予防法」への怒りである。知れば知るほど、学べば学ぶほど、いかに「らい予防法」が人権や人としての尊厳を奪った悪法であったか。そして仁雄さん自身の人生もらい予防法によっていかに奪われ、傷つけられてきたことかを実感したことにある。90年に及ぶ国の隔離政策は、ハンセン病に苦しんだ人たちを見えないものにしてきた。

国を挙げての「無らい県運動」は、家族や親族、地域から当事者を排除させるしくみとなった。強制収容された当事者は療養所に入ると同時に園名という偽名を名乗り、暗黙のうちにも出自を消すようになった。そのことは結果として、ハンセン病をひどく遠いものにしたと思う。長きにわたってハンセン病は語られず、映画かドラマの中の悲劇ででもあるかのような捉え方が大半ではなかっただろうか。学生や子どもたちが仁雄さんの語りに衝撃を受ける場面を何度も見ることがあった。特に結婚に際して妊娠・出産が許されなかったことは、若者たちがそう遠くない未来の人生に起こる出来事と重ねて考えられるようで、強く反応する。強制堕胎、そしてパイプカット。若者たちは、もう一歩聞きたくなる。「仁雄さんも家族が持てなかったのですか？」と。仁雄さんは、愛楽園を退所して知り合った女性と結婚し、子どもを5人授かったことを話した。仁雄さんとの結婚を受け入れた一般女性であるパートナーに関心が向けられることもあった。ある時、学生に話していた中で、ゆっくりと仁雄さんが語った。「ハンセン病のことも話して、そのことを受け入れて結婚したのだが、退所後再発した頃から妻は心を病み周囲の目に怯え、自殺してしまった」と。一瞬、異様な静けさと共に衝撃の広がりを感じた。そして歴史の真実をしっかり伝えたい、という仁雄さんの決意と覚悟も。

ふるさとでの講話

生まれて9歳まで育ったふるさとの久米島で講話をしてみたい、と仁雄さんが口にするようになった時、周囲の誰もが納得し、ぜひ実現させたいと願った。家族のためをおもい、地域や親族のことを考え、自らをまるで「無い」ようにせざるを得なかった人生体験を持つ当事者にとってふるさとは大きな壁でもある。懐かしい、恋しいという気持ちと相まって「追われた」という痛みを伴っている。

隠さずに生きることを選び、間違った国策の被害をきちんと明らかにしないと再び同じ過ちが起きてしまう、と信じる仁雄さんにとっても、ふるさとでの講話は何としても乗り越えたいことであったことは想像に難くない。

その機会は２０１５年６月訪れた。ゆうな協会の依頼を受け、講話をした。同じ語り部活動をする金城幸子さんはじめ、ガイド仲間や愛楽園内に資料館（正式には沖縄愛楽園交流会館）を作るための運営委員仲間６人で支援のツアーを組んで久米島に向かった。

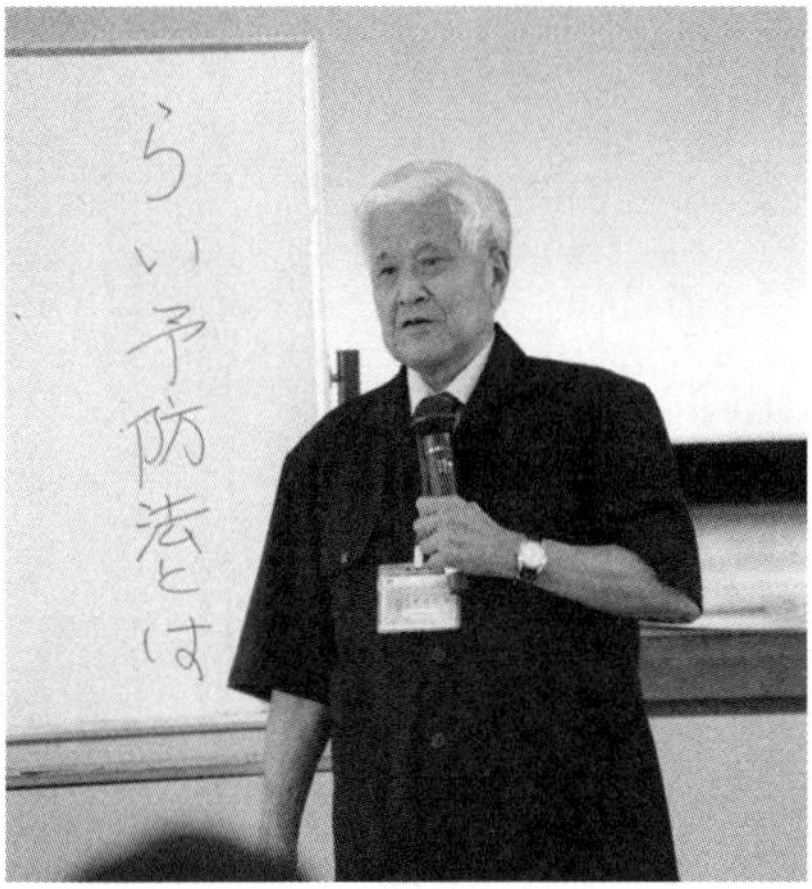

故郷、久米島での講話（2015年6月29日）

無事講話をした仁雄さんはいつになく、朗らかでよく笑い、よく語った。居酒屋で打ち上げをし、翌日は「ハンセン病問題フィールドワーク『平良仁雄さんと久米島を歩く』」と銘打ったイベントも行われた。午前中は「収容の朝をたどる」として、仁雄さんが船で愛楽園に連れていかれた足取りなどの追体験を。午後は久米島にのこる「隔離小屋跡を訪ねる」ものだった。

久米島での講話には後日談がある。会場で話を聞いた中学1年生（当時）が仁雄さんの講演内容を取り上げた作文を書き、久米島代表として西原町で開催された沖縄県意見発表大会に出場した。連絡を受けた仁雄さんから私も連絡をもらい、会場に駆けつけた。「ハンセン病という病気にかかっただけなのに、結婚も就職も教育、そして家族まで奪われた」というハンセン病の歴史にふれ、そのことを現在起きているいじめによる自殺の問題と重ね合わせ、「誰もが、『この世界に生まれてきてよかった』と心から思えるような、平和な世界へ」と締めくくっていた。

2年後の２０１７年10月には、早稲田大学のジャーナリズム演習ベーシックの受講生20数人が「沖縄ジャーナリズム研修」として例年通り来沖した。初日は沖縄戦の跡をめぐり、沖縄の多くの人が無残な死を遂げたことを学ぶプログラムになっている。2日目は沖縄愛楽園を訪ね、沖縄戦とハンセン病、ハンセン病の当事者として沖縄で生きることなどをテーマに研修している。将来ジャーナリストを目指すという学生の中に、久米島で仁雄さんの講話を聞いた学生もいた。愛楽園で再び仁雄さんのガイドと講話を聞いた学生は東京に戻って後、手紙を送ってきた。19年間久米島で育ったが、講話を聞くまで久米島で何があったかを知らなかったこと。平良さんとの出会いが、「私の目を開くきっかけになった」と書き綴っている。仁雄さんのガイドや語り部活動は確実に若者たちに根を張り始めている。

今も闘い続ける「隔離」のキズ

ハンセン病問題に向き合うことで仁雄さんは自身を縛っていたものを解き放しつつある。心からそう思う。しかし、長年の隔離政策で隠し、押さえ、抑制してきた心のひずみは今なお仁雄さんを苦しめているのだと感じることがある。

校了ぎりぎりのゲラの段階まで仁雄さんの子どもたち、妻の名前はいずれも仮名になっていた。子どもたちが仮名を望んでいるのかと聞いたところ「その方がいい」とのことである。子どもたちにも立場があるのだという。確認はとっていないとのことだった。それでは結果として同じ仮名になるにしても、少なくとも確認をとってもらいたい、とお願いした。仁雄さんはその場で、子どもたちに電話をかけ確認をとった。あっさりと子どもたちは名前を出すことを選択した。仁雄さんもうれしそうな表情を見せた。それでは妻はどうするか。後日、仁雄さんから妻の名前も出す、との連絡を受けた。

あの場面に、私は今なお残る「隔離」のキズを見るおもいと今後も変わっていくであろう仁雄さんを実感した。

（ジャーナリスト）

著者・愛楽園・ハンセン病　関連年表

＊作成　鈴木陽子

■著者（平良仁雄）関係はゴシック、愛楽園・沖縄関係以外の事項は5字下げ＊で記載

年	事項
1931	＊癩予防法制定
	＊満州事変（15年戦争始まる）
1937	＊日中戦争始まる
1939	**1月14日久米島で生まれる**
1941	＊アジア太平洋戦争始まる
1944	10月10日十・十空襲

1945	4月21日米軍、愛楽園に上陸
1948	11月26日、久米島にハンセン病検診団来島
	12月1日、仁雄の集落を検診
	11名がハンセン病と診断される
	集落の全戸を集めて講演
	12月24日、仁雄、花咲港から愛楽園に向う
	久米島収容（27名収容）
1949	愛楽学園、3年生に編入
	八重山収容（61名収容）
1951	群島政府立澄井小中学校成立
1952	琉球政府誕生
	国頭愛楽園から沖縄愛楽園に改称

年	事項
1952	琉球政府立澄井小中学校に改称
1953	澄井中学校に進学
	屋我地大橋開通
	＊らい予防法制定
1954	ほろ付きトラックで南部まで修学旅行
1956	澄井中学校を卒業。お兄さん役で少年少女舎にとどまる
	12月26日、軽快退園。両親が迎えに来る
	父と田畑で働く
1958	沖縄らい予防協会設立
	マーシャルがハンセン病の外来治療制度導入を宣言
1959	自動車免許取得

	久米島を離れ、那覇で働く
1960	このころ結婚
	チリ津波で屋我地大橋流出
1961	ハンセン氏病予防法制定
1962	長女誕生
	妻子とともに久米島に戻る
	那覇市に一般皮膚病無料相談所開設
1963	次女誕生
	妻子を久米島に残して那覇に出る
1965	妻子を那覇に呼び寄せる
	バス会社の運転手に就く
	バスとタクシーのかけもち生活を始める

年	事項
1966	長男誕生
	那覇市にスキンクリニック落成
1967	再発。7月16日、再入園
	愛楽園と那覇の二重生活を始める
	湊治郎、第7代愛楽園園長に就任
1968	三女誕生
1970	次男誕生
1971	垂足の手術を受ける
	那覇の借家の大家と親しい愛楽園ケースワーカーが、那覇の家を訪問
	犀川一夫第8代愛楽園園長に就任
1972	沖縄の施政権日本返還

1976	退所者の会「楓の友の会」発足
1978	**妻の死**
1980	澄井小中学校の碑除幕（澄井小中学校閉校）
1996	＊らい予防法廃止
2000	**らい予防法違憲国家賠償訴訟第9次原告団に入る**
2001	＊らい予防法違憲国家賠償訴訟全面勝訴
2002	ハンセン病問題ネットワーク沖縄結成
2003	＊黒川温泉ホテル宿泊拒否事件起こる
2005	＊ハンセン病市民学会発足
2007	**「ハンセン病問題基本法」制定を求める100万人署名で街頭に立つ**
2008	**HIV人権ネットワーク沖縄「光の扉を開けて」の子どもたちに出会う**
	愛楽園ボランティアガイド第1回講習会を受講／ガイドを始める

年	事項
2008	＊ハンセン病問題の解決の促進に関する法律制定
2011	愛楽園で一般外来制度／退所者の入院制度始まる
	愛楽園の退所者入院制度の利用第1号になる
2015	**久米島で講話**
2016	**久米島で「光の扉を開けて」公演**
2018	沖縄ハンセン病回復者の会発足

■著者
平良仁雄（たいら・じんゆう）
1939年、久米島に生まれ、9歳で愛楽園に強制収容される。回復して退所するが再発し、再入所する。1999年、正式に愛楽園を退所。沖縄楓の友の会の役員を経て、全国退所者連絡協議会会長を務める。現在、沖縄ハンセン病回復者の会の共同代表。当事者として沖縄愛楽園ボランティアガイドの活動を精力的に続けている。

■監修
山城紀子（やましろ・のりこ）
ジャーナリスト。元沖縄タイムス記者。著書に「心病んでも」（ニライ社）、「人を不幸にしない医療」（岩波現代文庫）、「『女性記者』の眼」（ボーダーインク）、「沖縄―社会を拓いた女たち」（共著 沖縄タイムス社）などがある。女性や高齢者、障がい問題などをテーマに取材を続けている。

■編集
鈴木陽子（すずき・ようこ）
2013年から沖縄に在住し、2015年に開館した沖縄愛楽園交流会館の常設展示準備作業・運営に関わる。ボランティアガイドをする平良仁雄さんについて歩くとともに、入所者・退所者の方々から聞き取りを続けている。現在、沖縄愛楽園80周年記念誌を編集中。

「隔離」を生きて
ハンセン病回復者の愛楽園ガイド

2018年5月12日　初版第1刷発行

著　者　平良仁雄
監　修　山城紀子
編　集　鈴木陽子

発行者　豊平良孝
発行所　沖縄タイムス社
〒900-8678　那覇市久茂地2－2－2
TEL（098）860-3591／FAX（098）860-3830

印刷　株式会社 東洋企画印刷

ISBN978-4-87127-252-0
＊乱丁・落丁本はお取り替えいたします。
Printed in Japan